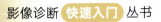

消化系统
影像诊断

主编 唐磊 李震 林晓珠

科 学 出 版 社

北 京

内 容 简 介

本书系"影像诊断快速入门丛书"的一个分册。全书共 8 章，聚焦消化系统疾病的影像诊断，内容包括消化系统影像检查技术，以及肝脏、胆道系统、胰腺、上下消化道和脾脏常见疾病的影像诊断基础、征象及相关知识。此外，还增设一章介绍消化系统相关急腹症的影像诊断，从而满足临床实际需求。本书通过生动翔实的病例和浅显易懂的理论，帮助读者快速掌握消化系统疾病的影像诊断方法。

本书语言精练、内容实用，适合规范化培训期间的住院医师、医学影像学专业医学生及对医学影像感兴趣的初学者阅读。

图书在版编目（CIP）数据

消化系统影像诊断 / 唐磊，李震，林晓珠主编. -- 北京 : 科学出版社，2025.4. --（影像诊断快速入门丛书）. -- ISBN 978-7-03-081437-1

Ⅰ．R570.4

中国国家版本馆 CIP 数据核字第 2025RH6109 号

责任编辑：马晓伟　路　倩 / 责任校对：张小霞
责任印制：肖　兴 / 封面设计：有道文化

科学出版社 出版

北京东黄城根北街 16 号
邮政编码：100717
http://www.sciencep.com

北京科信印刷有限公司印刷
科学出版社发行　各地新华书店经销

*

2025 年 4 月第 一 版　　开本：787×1092　1/32
2025 年 4 月第一次印刷　　印张：10
字数：250 000
定价：76.00 元
（如有印装质量问题，我社负责调换）

"影像诊断快速入门丛书"编委会

《消化系统影像诊断》
编者名单

主　　编	唐　磊　李　震　林晓珠
副 主 编	王之龙　汪禾青　赵丽琴
编　　者	（按姓氏汉语拼音排序）

高明子　胡亚彬　李　震　李佳铮　李卫侠

林晓珠　罗　彦　唐　磊　汪禾青　王文莉

王赢煊　王之龙　徐学勤　杨伟萍　张靓雯

赵丽琴　赵雪松

编写单位　北京大学肿瘤医院

上海交通大学医学院附属瑞金医院

华中科技大学同济医学院附属同济医院

首都医科大学附属北京天坛医院

复旦大学附属中山医院厦门医院

北京大学人民医院青岛医院

青岛大学附属妇女儿童医院

广州中医药大学第一附属医院

丛 书 序

在现代医学不断发展的浪潮中，医学影像技术日新月异，于临床诊断与治疗领域的关键作用愈发显著。作为现代医学不可或缺的重要组成部分，医学影像学已成功突破传统的解剖、形态及结构诊断的固有范畴，逐步演进为融合功能代谢、微环境与分子生物学特征的综合性影像评价体系。其在疾病的早期筛查、精准诊断、治疗方案的科学制订及预后评估等关键环节，均发挥着重要作用，为临床医疗实践筑牢了根基。

近年来，伴随社会环境的变迁及人们生活方式的改变，人均期望寿命的延长和老年人群比例的增加，各类疾病的发病率呈现出持续攀升的态势。在此背景下，X线、CT、MRI等影像技术已成为疾病诊治过程中的重要工具。尽管当下介绍影像技术及诊断的医学参考书籍繁多，从大型学术专著到简洁实用的临床手册不一而足，但对临床一线影像科医师，尤其是研究生、住院医师等低年资医师群体而言，兼具便携性、系统性与实用性的影像专科入门参考书籍仍显不足。此类书籍既要规避大型专著冗长繁杂、难以快速掌握要点的弊端，又要克服临床手册内容过于简略、无法深入理解知识的局限，同时还需高度重视疾病与影像之间及不同疾病之间的内在逻辑关联，从而切实满足初学者迅速掌握核心知识体系的迫切需求。

作为广受好评的"CT快速入门丛书"的姊妹篇，"影像诊断快速入门丛书"应运而生。该丛书由国内医学影像学领域的众多专家组成的团队倾力打造，各分册主编均为我国医学影像学界的中坚力量，拥有丰富的一线临床、教学及科研经验。该丛书全面涵盖 X 线、CT、MRI 等多种影像技术，旨在帮助读者系统掌握影像诊断的核心知识。书中不仅深入解析影像特征，还特别注重疾病与影像表现之间的内在逻辑关联，以及不同疾病之间的影像鉴别要点，力求为初学者提供一条高效、系统的学习路径，助力其快速构建扎实的影像诊断体系。

该丛书专为医学影像学专业初学者设计，特点明显：①便携实用，条目化结构便于快速查找，助力临床；②内容系统全面，涵盖八大影像诊断领域，符合亚专业分组趋势；③紧跟学科前沿，除传统 X 线、CT、MRI 外，融入 AI 与多模态影像，助力技术创新；④病例导向，图文并茂，结合真实病例，培养精准诊断能力；⑤新增淋巴分册，填补该领域影像参考空白；⑥特别增设影像检查策略选择，指导合理检查方案，提升临床实用性。

该丛书的编写与出版，无疑是对医学影像学教育、临床培训及研究发展需求的积极且有力的响应。值此"影像诊断快速入门丛书"付梓之际，作为主审和丛书发起人，我们深感责任重大，亦倍感欣慰。在此，向所有参与该丛书编写工作并付出辛勤努力的专家们致以最诚挚的敬意与感谢。衷心期待该丛书能够成为受广大医学影像从业人员，尤其是初学者和低年资医师欢迎的助手，为临床诊断与治疗提供科学、精准的依据，为"健康中国"建设贡献坚实力量，为守护人民生命健康保驾护航。

陈克敏　高剑波　沈　云

2025 年 3 月

前　　言

　　医学影像学知识丰富庞杂，初学者通常希望能够快速入门，"影像诊断快速入门丛书"正是这样一套专为初学者量身打造的影像诊断宝典。本丛书是一群满怀热忱的年轻学者送给即将跨入医学影像学大门的学弟学妹的一份礼物。编者以过来人的体验和感悟总结临床经验、提炼知识点，希望以生动翔实的病例、浅显易懂的理论带领读者进入影像的世界。

　　影像学在消化系统疾病诊断领域的应用非常广泛。无论是针对空腔脏器还是实质脏器，无论是用于急腹症的筛查还是肿瘤的术前分期，亦或是进行血管成像及仿真内镜检查，CT 或 MRI 均能提供清晰细致的图像，助力医生实现快速、准确的诊断。

　　本书共 8 章，内容涵盖消化系统影像检查技术，以及肝脏、胆道系统、胰腺、上消化道、下消化道和脾脏常见疾病的影像诊断基础、征象及相关知识点，还另辟一章介绍消化系统相关急腹症。

　　本书主要针对医学影像学专业的初学者，如规范化培训期间的住院医师、医学影像学专业医学生等，内容精练，着眼于消化系统常见疾病的典型表现，希望本书能够起到引领读者入门的作用。

编　者

2024 年 12 月

目　　录

第一章

影像检查技术

第一节　消化系统影像检查常规

一、检查前准备

（1）影像学检查前需对患者进行充分的告知，使其明白准备工作的必要性和重要性。

（2）消化系统影像检查按常规去除检查区域高密度异物、可穿戴电子设备，排除计算机断层扫描（CT）、磁共振成像（MRI）禁忌证。

（3）非急诊患者检查前需进行空腹准备。

（4）胃部检查前饮水或服用产气粉以充盈胃腔。

（5）小肠 CT、磁共振小肠成像（magnetic resonance enterography，MRE）或仿真结肠镜检查前需进行肠道准备，检查前两三日进食少渣或无渣饮食，检查前一晚服用泻药以清洁肠道。

（6）小肠 CT、MRE 检查前需分次饮用共约 2000ml 甘露醇溶液（2.5%）充盈全小肠。

（7）结肠仿真内镜检查前需经肛管注气 1000 ～ 1500ml，使全结肠充盈扩张。

（8）胃肠道仿真内镜、胃肠道肿瘤术前分期、小肠 CT、MRE 等特殊检查前 10min 肌内注射盐酸山莨菪碱（0.2mg/kg）以获得低张效果。

（9）磁共振胰胆管成像（magnetic resonance cholangiopancreatography，MRCP）检查前可口服胃肠道对比剂（如枸橼酸铁铵），从而抑制消化道液体信号，提高 MRCP 的图像质量。

二、增强检查对比剂使用方案

增强 CT 对比剂使用量按碘总量为 450 ～ 600mg/kg 体重计算，对比剂的容量根据对比剂浓度、体重计算；注射速率根据总容量计算，一般应在 30s 注射完毕，或者按 3 ～ 5ml/s 注射。比如，65kg 体重患者，对比剂浓度为 350mgI/ml，按 450mgI/kg 用量计算，对比剂总容量为（450mgI/kg×65kg）/350mgI/ml=83.6ml，对比剂注射速率为 83.6ml/30s=2.8ml/s。

消化系统增强 MRI 一般采用多期增强，多数使用钆 - 二乙烯三胺五乙酸（Gd-DTPA）对比剂，按每千克体重 0.1mmol，通常经肘部浅静脉注射，以 2 ～ 3ml/s 的速率比较合适。部分肝脏疾病还需要采用肝胆特异性对比剂（钆塞酸二钠，Gd-EOB-DTPA）。

增强扫描期相的时间：通常动脉晚期为 35s，门静脉期为 70s，平衡期 / 实质期为 100s。也可对肝脏肿瘤和胰腺神经内分泌肿瘤患者加扫早期动脉期（15 ～ 20s）。肝脏病变有时需加扫延迟期（5 ～ 10min），肝胆特异性对比剂肝胆期为注射后 20min。肝胰脾的病变诊断与其血供特征密切相关，所以应严格掌握扫描期相的时间及对比剂足量、团注技术（图 1-1、图 1-2）。消化道病变检查可以采用动脉晚期和平衡期 / 实质期双期扫描。

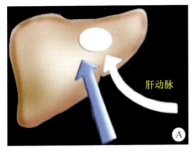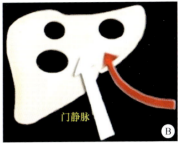

图 1-1　肝脏血供示意图

A. 肝动脉期强化示意图，肝脏富血供病灶明显强化，显示最佳；B. 门静脉期强化示意图，肝实质明显强化，肝脏乏血供病灶显示最清楚

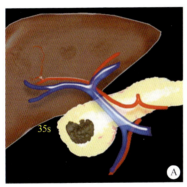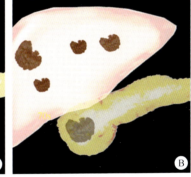

图 1-2　胰腺血供示意图

A. 动脉晚期（35s）强化示意图，示胰腺实质强化明显，胰头部癌病灶呈相对低密度 / 低信号，显示最佳；B. 门静脉期（70s）强化示意图，示肝脏实质强化明显、肝内转移灶呈低密度 / 低信号，显示最清楚

三、扫描方案

一般采取仰卧位、足先进，扫描方向为头足方向。全消化系统分布范围较大，根据临床要求可有针对性地对食管、胃、小肠、结

直肠或肝胆胰脾进行检查；扫描范围可为颈胸、上腹部、全腹部。针对食管癌的 CT 检查需包含颈部和一部分上腹部，食管癌的淋巴转移可以向上至颈部或向下至腹腔动脉周围。当胃处于充盈状态时，下缘较低，检查时需注意扫描范围；为了更好地显示病灶可采取倾斜体位。

CT 管球电压一般可选择 120kVp，根据个体差异、扫描的毫安秒（mAs）会有所不同，一般图像的噪声应控制在 10 ~ 12HU，仿真内镜的噪声可增大一些。肝、胰、脾为实质器官，CT 检查时应注意图像噪声不能太高，否则会影响小病灶的检出。消化系统检查需屏气扫描，故应采用较快的机架旋转速度、在较短时间内完成扫描。常规观察的图像层厚 / 层间距可设置为 5mm，胆道、胰腺可采用 2 ~ 3mm 的层厚；用于多平面重建（multi-planar reformat，MPR）、CT 血管成像（computed tomography angiography，CTA）及 CT 仿真内镜（computed tomography virtual endoscopy，CTVE）重建的图像层厚为 1mm 左右。消化道病变图像重建时需注意病灶与黏膜的关系。

第二节　消化系统影像检查方案选择

一、食　　管

（1）观察食管异物可以仅选用平扫，涵盖食管全程。

（2）食管肿瘤性病变检查可选用平扫、动脉晚期扫描、平衡期扫描。

（3）食管静脉曲张需包括上腹部（胃底、门静脉）。

（4）食管癌术前分期检查需要包括颈部、胸部和上腹部。

（5）食管检查常用 CT。

二、胃

（1）胃 CTVE 检查可采用平扫，如果已经明确有病变，则需行增强检查以便进行肿瘤分期。

（2）胃癌术前分期可采用平扫、动脉晚期（全胃）扫描、平衡期（腹部+盆腔）扫描。

（3）胃部术后检查可采用平扫、平衡期扫描。

（4）胃部检查常用 CT。

三、肠　　道

（1）除肠梗阻和急诊患者以外，肠道检查时应先进行肠道清洁准备，行平扫、动脉晚期扫描、平衡期扫描，怀疑肠系膜血管病变的需增加门静脉期扫描。

（2）肠道术后检查可以采用平扫、平衡期扫描。

（3）肠道检查常用 CT。

四、肝　　脏

（1）肝脏占位性病变应常规进行平扫、动脉期扫描、门静脉期扫描，必要时加扫延迟期。

（2）肝脏弥漫性病变可选择平扫、动脉晚期扫描、门静脉期扫描。

（3）MRI 是肝脏疾病最重要的检查技术。

五、胆　　道

（1）单纯胆囊结石可以行平扫检查。

（2）其他胆道病变行平扫、动脉晚期扫描、平衡期扫描。

（3）MRI+MRCP 是胆道疾病非常重要的检查。

六、胰　　腺

（1）胰腺炎、胰腺外分泌肿瘤行平扫、动脉晚期扫描、门静脉期扫描。

（2）神经内分泌肿瘤行平扫、动脉期扫描、门静脉期扫描。

（3）胰腺炎随访可以选择平扫、门静脉期扫描。

（4）多期增强 CT 与多期增强 MRI 在胰腺癌术前分期中的价值相当。

七、脾　　脏

（1）脾脏肿瘤、外伤可选择平扫、动脉晚期扫描、平衡期扫描。

（2）脾梗死复查可行平扫、平衡期扫描。

（3）CT 是脾脏影像学检查的主要手段，MRI 在脾脏疾病诊断中的应用也日渐增加。

第三节　消化系统特殊影像检查

一、胃肠道 CT 仿真内镜

利用 CT 采集的容积数据，借助计算机 3D 重建技术，可模拟内镜观察效果并生成相应图像。在进行仿真内镜 CT 扫描时，需引入胃肠道低密度对比剂，使胃肠道充分扩张，目前临床常用气体充盈的方式来实现这一目的。胃肠道仿真内镜重建技术包括导航表面显示或容积再现（volume rendering，VR）、透明法、内镜平铺、虚拟切割等；还有针对结肠息肉的自动检测技术，该技术要求进行仰卧位和俯卧位的双体位扫描。在对仿真内镜图像进行分析时，需要着重观察管腔是否存在狭窄、是否有隆起性或凹陷性病变，以及病变的形态特征。仿真内镜可以显示胃肠道黏膜的改变，但需要注意残留内容物的干扰，并结合原始横断面图像观察。胃肠道仿真内镜临床上常被用于息肉的筛查、肿瘤的检测和术前分期（图 1-3、图 1-4）。

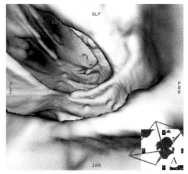
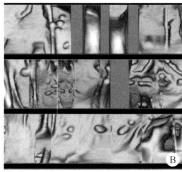

图 1-3　结肠仿真内镜（结肠多发息肉）

A. 容积再现；B. 内镜平铺，显示结肠内腔多发隆起性病变，表面光滑、带蒂

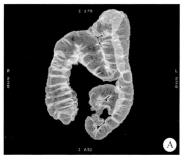
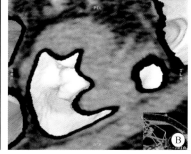

图 1-4　结肠仿真内镜（乙状结肠癌）

A. 透明法；B. 虚拟切割，显示乙状结肠肠腔不规则狭窄，局部可见浸润性隆起性病灶

二、小肠 CT 和小肠 MR

通过肠道清洁准备、口服等渗甘露醇溶液（2.5%）充盈肠道并进行低张处理，CT 动态增强获取全肠道容积数据，采用 MPR 技术对肠道进行显示。横断面图像显示小肠腔内充等渗甘露醇溶液而呈低密度，在肠腔低密度的背景衬托下，肠壁因注入对比剂强化从而清晰显示。一般空肠直径约为 3.0cm，回肠直径约为 2.5cm，末段回肠直

径小于 2.0cm，应用低张剂时扩张较明显，空肠直径可达 3.5cm。肠道扩张良好时，肠壁的厚度应小于 3mm，大于 4mm 则为异常增厚。冠状面重建可以清晰地显示小肠及结肠的整体轮廓及走行，使肠腔、肠壁、肠系膜、腹腔内血管、后腹膜及腹腔内实质脏器多方位显示出来。空肠位于左上腹部，黏膜皱襞较多，呈羽毛状，回肠位于中腹部及右下腹，黏膜皱襞稀少（图 1-5）。冠状面图像还能直观地显示沿肠系膜树枝状血管分布的淋巴结，多呈椭圆形，通常在右结肠动脉旁淋巴结显示较多。斜矢状面图像通常用于显示回盲部结构，可以清晰显示回盲瓣开口和形态及阑尾走行。最大密度投影（maximum intensity projection，MIP）可以清晰显示胃肠道的主要供血动脉：由腹主动脉发出的腹腔干、肠系膜上动脉、肠系膜下动脉三大脏支的分支供应，尤其能显示小肠富血供肿瘤与供血血管的关系，有助于病灶的定位及定性诊断。小肠 CT 临床应用于肿瘤性病变、炎症性病变、不明原因消化道出血的诊断和筛查。

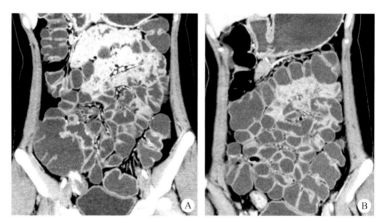

图 1-5　正常小肠动脉期和门静脉期冠状面重建图像

A. 正常小肠动脉期冠状面重建图像；B. 正常小肠门静脉期冠状面重建图像。冠状面重建图像显示空肠位于左上腹和中腹部，黏膜皱襞多且密集，呈"羽毛状"，回肠位于右下腹，黏膜皱襞稀少

　　小肠磁共振（MR）检查常用的序列有半傅里叶采集单次激发快速自旋回波（half-Fourier acquisition single-shot turbo spin-echo，HASTE）、平衡式稳态自由进动（balanced-steady state free precession）、三维容积内插快速梯度回波、小肠 MR 电影成像、弥散加权成像（diffusion weighted imaging，DWI）、肠道磁共振水成像等序列。T_2 加权成像（T_2WI）冠状位的成像尤为重要，能够较为清晰地显示小肠血管及系膜的情况，获取小肠的整体信息。三维容积内插快速梯度回波增强序列能清晰显示肠系膜血管、肠道病变的血供状况，提高诊断的准确性（图 1-6）。

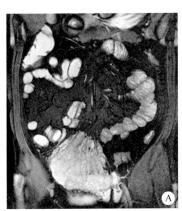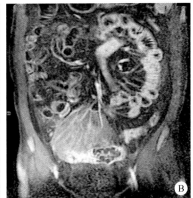

图 1-6　小肠 MR 成像

患者，男，34 岁，反复黑便 11 月余，伴头昏乏力，小肠淋巴管瘤。A. 冠状面稳态采集快速成像（FIESTA）脂肪抑制，远端空肠肠系膜呈片状高信号，病变累及远端空肠；B. 冠状面 T_1 加权成像（T_1WI）增强脂肪抑制序列采用肝脏容积加速采集成像（LAVA，liver acquisition with volume acceleration），病灶未见强化，肠系膜血管分支可见强化

三、胃肠道肿瘤术前分期

　　通过胃肠道清洁准备，采用充气法或充水法使胃肠道充分扩张，CT 动态增强采集容积数据。动脉期有助于发现病变，静脉期/平衡

期对于判断肿瘤浸润深度及肝脏转移灶更为清楚。扫描获得薄层图像进行三个标准方向的多平面（横断面、冠状面、矢状面）重建和垂直于肿瘤平面的重建，重建厚度采用 3 ～ 5mm。需要观察病灶的浸润深度（T 分期，tumor），区域淋巴结是否增大、转移（N 分期，lymph node），远隔脏器是否有转移灶（M 分期，metastasis），从而在术前对胃肠道肿瘤做出全面评估（**图 1-7**）。肿瘤侵犯固有层、黏膜肌层或黏膜下层为 T1 期；肿瘤侵犯固有肌层为 T2 期；肿瘤侵犯浆膜下结缔组织为 T3 期；肿瘤侵犯浆膜层（脏腹膜）或邻近结构为 T4 期。原位癌（Tis）是指上皮内肿瘤，没有累及固有层。

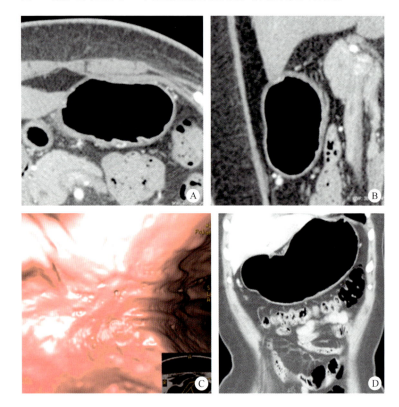

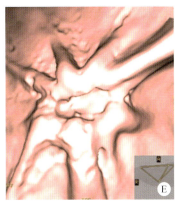
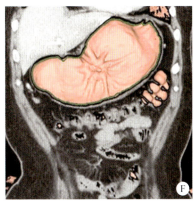

图 1-7 胃癌 CT 术前分期

A ～ C. Ⅱ b 型早期胃癌。A、B. 横轴位及矢状位 MPR 仅见胃角局部黏膜略不规整；C. CTVE 示胃角部表浅黏膜破坏，黏膜中断消失，邻近黏膜见纠集征象；D ～ F. 胃体后壁 Borrmann Ⅲ型癌。D. 冠状位 MPR 不能显示后壁病变；E. CTVE 示黏膜面溃疡立体形态呈典型"火山口征"，伴黏膜纠集、环堤破溃；F. 2D（D）和 3D（E）图像融合，同时显示溃疡立体形态及其在腹腔和胃内的位置

四、CTA 和 MRA

通过 CT 动态增强采集容积数据和计算机 3D、2D 重建技术对靶血管进行可视化显示。CTA 重建需要采用薄层图像，尽可能达到各向同性。腹部血管重建常用技术有 3D-MIP、3D-VR、多平面容积重建最大密度投影（multi-planar volume reformation-maximum intensity projection，MPVR-MIP）、MPR、曲面重建（curve planar reformat，CPR）等。观察血管整体情况、是否有变异等可采用 3D-MIP 和（或）3D-VR。观察肿瘤与血管之间的关系，需采用 MPVR-MIP 和（或）MPR，重建的厚度与肿瘤及血管的大小有关，薄层用于显示细节，厚层用于显示病变全貌；也可以在垂直于肿瘤 - 血管界面进行连续切面（MPR）观察。CPR 可用于对某一支血管的分析，观察狭窄程度、血管瘤或瘤样扩张程度。当血管内有栓塞形成时，一般不可采用 MIP 技术，尤其是厚层的 MIP，

因为其反而会掩盖低密度栓子的显示。CTA 对消化系统，尤其是肝胆胰病变的术前评估非常重要，包括动脉（腹腔动脉、肝动脉系统、脾动脉、肠系膜上动脉）和静脉（门静脉系统、下腔静脉）的重建（图 1-8）。

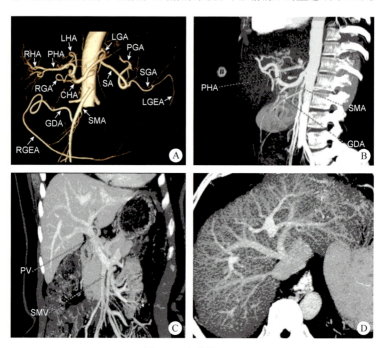

图 1-8　上腹部 CTA

A、B. 上腹部主要动脉的 CTA 图像，包括胃左动脉（left gastric artery，LGA），肝总动脉（common hepatic artery，CHA），肝固有动脉（proper hepatic artery，PHA），肝左动脉（left hepatic artery，LHA），肝右动脉（right hepatic artery，RHA），脾动脉（splenic artery，SA），胃后动脉（posterior gastric artery，PGA），胃短动脉（short gastric artery，SGA），胃网膜左动脉（left gastroepiploica artery，LGEA），肠系膜上动脉（superior mesenteric artery，SMA），胃十二指肠动脉（gastroduodenal artery，GDA），胃右动脉（right gastric artery，RGA），胃网膜右动脉（right gastroepiploica artery，RGEA）；C.门静脉及肠系膜上静脉图像，包括门静脉（portal vein，PV），肠系膜上静脉（superior mesenteric vein，SMV）；D.肝静脉图像

常用对比增强 MRA 序列为三维扰相梯度回波 T_1WI 序列，对比剂剂量建议 0.2mmol/kg，对比剂注射可采用 MR 专用高压注射器，注射速率 3 ～ 5ml/s。常用后处理技术 MIP 和 MPR。

五、肝胆特异性 MRI 对比剂增强

目前临床常用肝胆特异性对比剂为 Gd-EOB-DTPA 和钆贝葡胺（gadobenate dimeglumine，Gd-BOPTA），推荐剂量 0.025mmol/kg，注射速率 1ml/s。采集期相包括增强前蒙片、动脉双期或动脉多期、门静脉期、过渡期（开始注射对比剂后 2 ～ 5min）、肝胆期（hepato-biliary phase，HBP）。HBP 推荐在注射对比剂后 20min 开始扫描。相对正常的肝组织由于肝细胞摄取对比剂，在 HBP 呈明显高于门静脉期的高信号，除了局灶性结节增生（focal nodular hyperplasia，FNH）、少数肝细胞腺瘤、极少数肝细胞癌外，其余肝脏局灶性病变因不能摄取对比剂，在 HBP 呈低信号，增加了病灶与肝实质的对比，提高了病变的检出率；肝细胞癌病理分化程度越低，肿瘤细胞对 Gd-EOB-DTPA 的摄取能力越弱，在过渡期和 HBP 呈低信号（图 1-9）；大多数 FNH 肝细胞功能正常而小胆管功能失常，能摄取 Gd-EOB-DTPA 而无明显排泄，故在 HBP 多呈等或高信号。

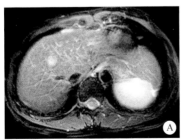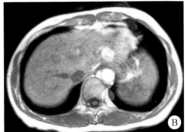

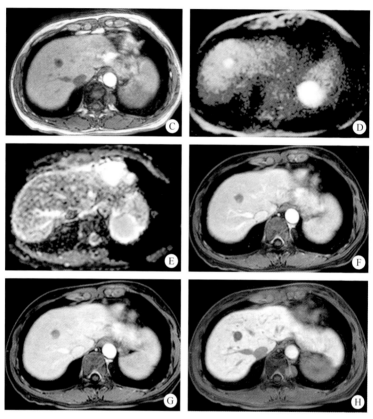

图 1-9 肝硬化,肝细胞癌

患者,女,55 岁,肝细胞癌 Ⅱ 级。A. T_2WI 脂肪抑制,右肝 S_8 可见稍高信号结节;B. T_1WI 同相位呈等信号;C. T_1WI 反相位呈低信号;D. DWI 信号增高;E. 病灶表观弥散系数(ADC)与周围肝组织相仿;F. 动脉期病灶边缘可见小结节样强化;G. 门静脉期病灶内强化范围略增加;H. HBP 肝组织呈高信号,病灶呈明显低信号

(林晓珠 赵雪松 李卫侠)

第二章

肝　脏

第一节　肝脏疾病影像诊断基础

一、检查方法

（一）X线检查

肝脏内部结构及肝脏与周围组织器官缺乏天然对比，X线平片仅可显示较大的钙化灶、结石及气体影，因此对肝脏疾病诊断价值有限。上消化道钡剂造影可显示肝脏疾病继发的胃肠道病变，如肝硬化并发的食管胃底静脉曲张等。

X线血管造影包括肝动脉造影、门静脉造影及肝静脉造影等，可清晰显示肝内的正常和异常血管，并可基于此技术进行介入治疗，但属于有创性检查。

（二）CT

肝脏CT扫描范围应包含整个肝脏，扫描层厚一般为5mm。多排螺旋CT（MDCT）检查可采用更薄的层厚来发现肝内小病灶，可采用更薄的层厚来观察。不同CT扫描时相作用不同。

1. 平扫　提供肝脏解剖及病变的基本情况。

2. 对比增强扫描　诊断肝脏疾病的主要影像学检查方法，包括动脉期（注药后25～30s）、门静脉期（注药后50～60s）、平衡期（注药后2min）扫描，亦可根据需要行不同时间的延迟增强扫描。

利用动态增强扫描，可观察病变在不同扫描时相的动态变化特点，了解病变的血供情况，为诊断与鉴别诊断提供可靠的依据。同时，基于薄层的 CT 横断面图像可进行后处理重组，从而获得冠状面、矢状面、斜面或任意曲面，以及三维的图像，更加准确地显示正常结构及病变，为肝脏病变的定位诊断提供信息。

（三）MRI

1. 平扫　肝脏常用的 MR 扫描序列包括 T_1WI，T_2WI，脂肪抑制 T_1WI 和 T_2WI，T_2^*WI，MRCP，同、反相位成像，DWI 等。

T_1WI 与 T_2WI 结合可更好地显示病变内的不同成分，如实性成分、囊性成分、出血、坏死、蛋白、纤维成分等，同、反相位成像可显示病变内脂肪变性、铁沉积等，DWI 有助于观察恶性肿瘤及淋巴结。不同成像序列结合可获得更多疾病信息，提高诊断和鉴别诊断的准确性。

2. 增强扫描　MR 增强扫描常用对比剂包括 Gd-DTPA 及四氮杂环十二烷四乙酸钆（Gd-DOTA）等，动态增强扫描时相同 CT。另可进行对比增强 MRA，以显示肝内血管。此外，超顺磁性氧化铁（super paramagnetic iron oxide，SPIO）颗粒及 Gd-EOB-DTPA 则可分别对网状内皮细胞及正常肝细胞进行特异性成像，为各种疾病的诊断提供进一步的信息。

二、影 像 解 剖

（一）肝脏分段

肝脏分段对于肝脏疾病的外科和介入治疗具有重要价值。肝脏分段方法有多种，其中最常见的是 Couinaud 分段法（图 2-1），该方法由法国解剖学家 Couinaud 于 1957 年提出。Couinaud 分段法通过沿肝静脉走行的垂直平面和沿门静脉左、右支走行的水平平面，将肝脏分为八段，每个节段都有其独特的解剖结构和功能；肝八段在足头侧图像上，以下腔静脉为中心逆时针依次命名。

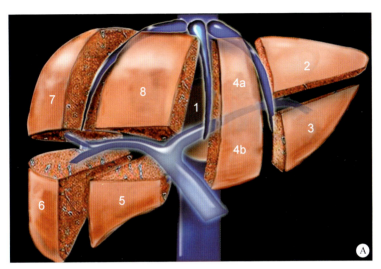

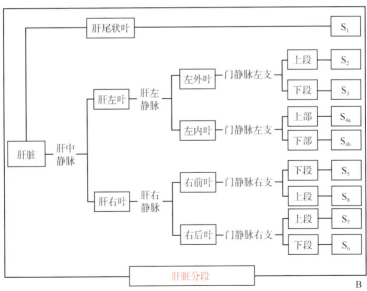

图 2-1 Couinaud 分段法

以增强 MR 门静脉期图像为例，显示肝脏的八段（**图 2-2**）。

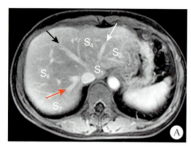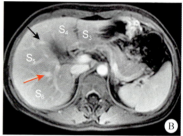

图 2-2　增强 MR 肝脏分段

A. 轴位增强 MR，S_1. 肝尾状叶（Ⅰ段）；S_2. 左外叶上段（Ⅱ段）；S_4. 左内叶上部（Ⅳa段）；S_7. 右后叶上段（Ⅶ段）；S_8. 右前叶上段（Ⅷ段）；肝左静脉（白长箭）；肝中静脉（黑长箭）；肝右静脉（红箭）。B. 轴位增强 MR，S_3. 左外叶下段（Ⅲ段）；S_4. 左内叶下部（Ⅳb段）；S_5. 右前叶下段（Ⅴ段）；S_6. 右后叶下段（Ⅵ段）；肝中静脉（黑长箭）；肝右静脉（红箭）

（二）肝脏正常 CT 表现

正常肝脏轮廓光滑整齐，平扫肝实质密度个体差异较大，一般稍高于脾脏密度，平扫 CT 值为 40 ～ 70HU（平均为 50HU）。除肝血管影外，平扫肝实质及增强扫描各期密度相对均匀。

肝脏主要代表性层面的 CT 解剖如下：

1. 第二肝门层面（**图 2-3A**）　肝右静脉、肝中静脉及肝左静脉汇入下腔静脉的层面。肝静脉分支走行于肝叶或段间裂内，是划分肝叶、肝段的解剖标志（见肝脏分段）。

2. 门静脉左支矢状部层面（**图 2-3B**）　肝尾状叶显示最为清晰，与左外叶之间有静脉韧带和肝胃韧带相隔。

3. 门静脉右支层面（**图 2-3C**）　门静脉右支斜行走行并分为右前支和右后支。

4. 第一肝门层面（**图 2-3D**）　门静脉、肝动脉及胆管由肝门进入肝脏。

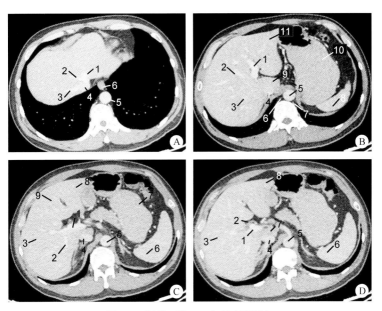

图 2-3　肝脏正常 CT 表现（增强）

A. 经第二肝门层面，1. 肝左静脉；2. 肝中静脉；3. 肝右静脉；4. 下腔静脉；5. 腹主动脉；6. 食管。B. 经门静脉左支矢状部层面，1. 门静脉左支；2. 肝中静脉；3. 肝右静脉；4. 下腔静脉；5. 腹主动脉；6. 奇静脉；7. 半奇静脉；8. 脾脏；9. 尾状叶；10. 胃；11. 肝左叶外侧段。C. 经门静脉右支层面，1. 门静脉右支；2. 门静脉右后支；3. 肝右叶；4. 下腔静脉；5. 腹主动脉；6. 脾脏；7. 胃；8. 肝左叶外侧段；9. 肝左叶内侧段。D. 经第一门层面，1. 门静脉；2. 肝动脉；3. 肝右叶；4. 下腔静脉；5. 腹主动脉；6. 脾脏；7. 尾状叶；8. 肝左叶外侧段

（三）肝脏正常 MRI 表现

平扫肝脏信号均匀，在 T_1WI 上，肝脏信号较脾脏及肾脏高，

肝内血管呈流空信号，肝内胆管呈低信号，有时与血管不易区分。同、反相位图像上肝脏信号无明显变化。在 T_2WI 上，肝脏信号明显低于脾脏及肾脏，近似于肌肉。肝内血管根据流速不同表现为高信号或流空信号，肝段下腔静脉及肝门区门静脉（门静脉主干及左右支）一般为流空信号，肝静脉及门静脉肝内小分支大部分呈高信号。胆管系统呈 T_2WI 高信号，常规 MRI 可显示肝段水平的胆管分支（图 2-4A ～ D）。

增强扫描后，动脉期肝实质信号轻度增高，腹主动脉及肝动脉强化明显，门静脉主干可见强化。门静脉期肝实质信号均匀增高，门静脉强化明显，肝静脉呈高信号，腹主动脉仍呈高信号，但低于动脉期。平衡期肝实质强化程度下降，腹主动脉信号明显下降，门静脉强化程度下降，肝静脉呈高信号（图 2-4E ～ H）。

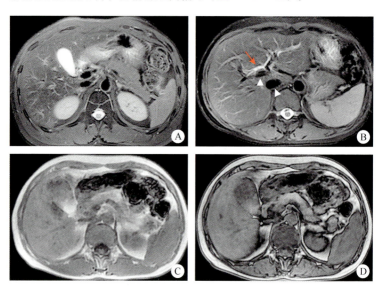

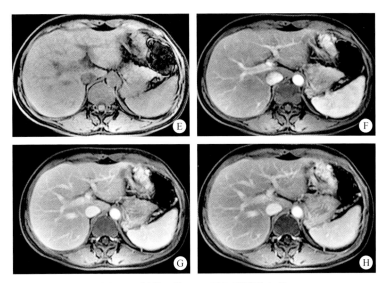

图 2-4 肝脏正常 MRI 平扫及增强表现

A、B. T_2WI 平扫，肝脏信号明显低于脾脏及肾脏，近似于肌肉，胆管显示清晰（红长箭），门静脉及下腔静脉流空（白箭头）；C. 同相位，肝实质信号高于脾脏、肾脏；D. 反相位，信号未见衰减；E. 增强扫描预扫描；F. 增强扫描动脉期；G. 增强扫描门静脉期；H. 增强扫描延迟期

　　肝胆特异性对比剂 Gd-EOB-DTPA 增强扫描，除了和常规增强扫描动脉期及门静脉期类似的改变外，过渡期肝实质与肝内血管信号一致，整个肝脏呈白色强化，对比度差。肝胆期肝实质信号高于血管，胆道系统开始强化。肝细胞来源肿瘤于动脉期可明显强化，但廓清迅速，局灶性结节增生于肝胆期呈高信号。其余组织来源的病变则无强化。

三、先天变异

【典型病例】

病例一　患者，男，58 岁，主因输尿管结石入院（图 2-5）。

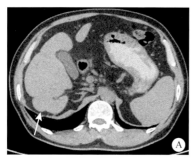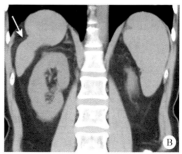

图 2-5 肝右后叶减小

轴位（A）及冠状位（B）平扫CT，肝右叶体积减小（白长箭），边缘呈分叶状，与正常肝组织相连，密度与正常肝组织一致

病例二 患者，女，69岁，体检发现肝左叶形态异常（**图 2-6**）。

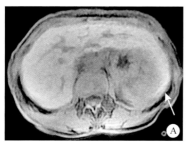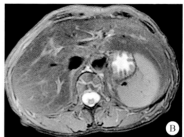

图 2-6 獭尾肝

T_1WI、T_2WI（A、B）平扫，肝左叶体积增大（白长箭），与正常肝组织信号一致

【临床概述】

（1）肝脏先天变异包括肝脏的形态变异、肝动脉变异、门静脉变异和肝静脉变异，以肝脏形态变异最为常见。

（2）肝脏形态变异源于肝叶的先天性发育异常，主要由胚胎时期门静脉、肝动脉和肝内胆管的分化异常，导致肝脏在胚胎期受血供影响而发育异常，产生形态学变异。

（3）临床多无症状，为影像学检查偶然发现。

（4）本部分主要介绍肝脏形态变异。

【影像表现】

肝脏形态可出现各种变异（表 2-1），但 CT 各期密度及 MRI 各序列信号与正常肝脏无差别（图 2-5、图 2-6）。

【鉴别诊断】

肝脏形态变异的鉴别诊断见表 2-1。

表 2-1　常见肝脏形态变异

肝脏形态变异	CT 及 MRI 表现	鉴别诊断
先天性肝叶肥大	左叶肥大最常见，尾状叶肥大次之。左叶肥大表现为体积增大，肥大的肝左叶仍呈楔形，最大前后径大于右叶，或异常延长。尾状叶肥大：尾状叶呈分叶状或球形增大	外生性肝细胞癌：先天性肝叶肥大 CT 密度 /MRI 信号均匀、边缘光滑，血管走行自然，平扫及增强扫描同肝实质
先天性肝叶缩小	肝左叶缩小常见，左侧缘不超过中线左侧；CT 密度 /MRI 信号均匀、边缘光滑，与肝右叶同步强化，动脉期可见一过性灌注异常，门静脉期及平衡期与右叶同步强化，其内血管分布正常	术后改变；慢性期肝梗死；创伤后期、慢性门静脉和（或）胆管阻塞；严重营养不良
先天性肝叶缺如	常合并胆管疾病、门静脉高压及其他畸形。肝右叶缺如居多，多合并胆囊缺如，左叶代偿性增大，CT 密度 /MRI 信号均匀，常合并肝内胆管轻度扩张；增强扫描门静脉主干及左支增粗，右支不显影	术后改变：结合病史 肝硬化：除肝体积变化外，常有形态、密度 / 信号、腹腔积液、侧支循环等改变 创伤：结合病史

续表

肝脏形态变异	CT 及 MRI 表现	鉴别诊断
分叶肝	肝脏边缘凹凸不平、呈分叶状；合并肝裂增宽者，可见间位结肠	自身免疫性肝炎：自身免疫功能低下 肝硬化：肝功能异常、肝硬化、腹腔积液
肝副叶	肝右叶后下方舌状突出，逐渐变小又突然变大，与肝右叶分界清晰。CT 密度 / MRI 信号与肝实质相近，与肝脏相连。增强扫描与肝实质同步强化，内见正常血管结构。特征性表现：正常肝脏内血管进入其内	肿瘤病变：肝副叶平扫、增强扫描强化模式同正常肝实质，其内可见正常血管结构

第二节　肝脏良性局灶性病变

一、肝　囊　肿

【典型病例】

病例一　患者，男，66 岁，主因超声体检发现肝占位性病变入院（图 2-7）。

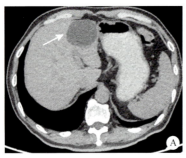
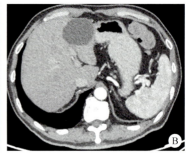

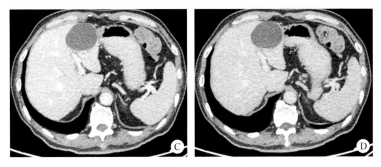

图 2-7 肝囊肿 CT 表现

A. 轴位平扫 CT，肝Ⅳ、Ⅷ段交界区类圆形水样低密度（白长箭）、边缘光滑、清晰、锐利，无壁；B ~ D. 轴位增强 CT，动脉期、门静脉期、延迟期，病灶无强化

病例二 患者，女，50 岁，主因腹痛就诊（图 2-8）。

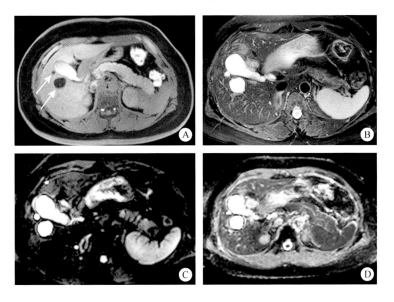

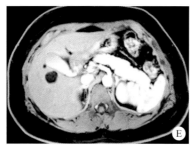
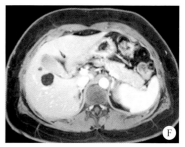
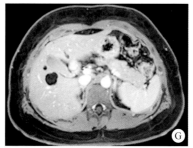

图 2-8 肝囊肿 MRI 表现

A. T₁WI 平扫，肝右叶可见两枚类圆形低信号（白长箭）；B. T₂WI 平扫，病灶呈高信号；C. DWI，病灶呈高信号；D. ADC，病灶呈高信号；E ～ G. 增强扫描动脉期、门静脉期、延迟期，病灶未见强化

【临床概述】

（1）肝囊肿为常见肝脏良性病变。

（2）肝囊肿分为先天性、创伤性、炎症性和肿瘤性，先天性多见。

（3）先天性肝囊肿患者通常无明显临床症状，但当囊肿较大且靠近包膜时，患者可能出现腹部不适。

（4）肝囊肿临床上分为单纯性肝囊肿和多囊肝。其中，单纯性肝囊肿最常见，起源于胆管上皮，包括单发及多发肝囊肿。多囊肝为常染色体显性遗传性病变，常合并多囊肾。

【影像表现】

1. CT 表现

（1）肝内单发或多发类圆形、椭圆形水样密度影。

（2）大小不等，直径可为数毫米至十几厘米。

（3）边缘光滑、清晰、锐利，无明显囊壁。

（4）平扫 CT 值为 0 ～ 30HU，增强扫描无强化。

（5）囊肿可合并感染或出血。合并感染时，腔内密度增高，偶可伴积气，为特征性表现；囊壁增厚，增强扫描可有强化。合并出血时，腔内密度不均匀性增高，可伴液平面，增强扫描无强化。可伴囊壁钙化。

2. MRI 表现

（1）数目、形态、大小同 CT 表现。

（2）信号均匀，呈 T_1WI 明显低、T_2WI 明显高信号，无强化。

（3）合并出血或感染时，T_1WI 上病灶信号增高。

【鉴别诊断】

1. 肝脓肿　肝囊肿合并感染或出血时，需与肝脓肿进行鉴别。肝囊肿合并出血或感染后，CT 值可大于 20HU，T_1WI 信号增高，包膜增厚，但边缘仍锐利、密度 / 信号相对均匀。而肝脓肿可见分隔或多房表现，病灶内脓液在 DWI 上呈高信号、ADC 图上呈低信号，增强扫描肝脓肿壁强化，有助于鉴别诊断。

2. 肝胆管细胞囊腺瘤　可见分隔及壁结节，增强扫描分隔、囊壁及壁结节可见强化。

3. 胆管错构瘤　多发肝囊肿较小时，需与胆管错构瘤进行鉴别。胆管错构瘤体积小，通常表现为 CT 低密度，MRI 的 T_1WI 低信号、T_2WI 高信号，但与肝囊肿不同的是，胆管错构瘤增强扫描内部无强化，边缘早期及延迟强化。

4. 囊性转移瘤　结、直肠癌或胰腺癌等肝转移在 CT 上表现为囊性低密度，但通常密度高于单纯性肝囊肿，MRI 的 T_1WI 信号稍高于肝囊肿，T_2WI 信号稍低于肝囊肿，增强扫描边缘或壁结节可见强化；而肝囊肿无强化且边缘更为光滑、锐利。转移瘤有原发病史，鉴别困难时，需动态复查。

5. Caroli 病　表现为肝内胆管梭形扩张，常合并肝内胆管结石。MRCP 可显示病变与其他胆管相通，有助于鉴别诊断。

6. 胆管周围囊肿　多见于肝硬化患者，表现为肝门附近的水样密度 /

信号，形似胆管扩张，增强扫描未见强化，MRI T_2WI 及增强扫描显示更佳。

【重点提醒】

（1）单纯性肝囊肿通常表现为 CT 水样密度或特征性的 T_1WI 明显低信号、T_2WI 明显高信号，边缘锐利，轮廓清楚，容易做出诊断。

（2）多囊肝诊断需结合临床及影像表现综合判断。

（3）肝囊肿需与肝内其他囊性病变，尤其是肝囊性转移瘤进行鉴别。

二、肝血管瘤

【典型病例】

病例一　患者，女，38 岁，体检发现肝内占位（图 2-9）。

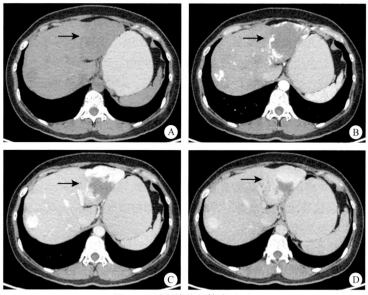

图 2-9　肝海绵状血管瘤（1）

A. 轴位平扫 CT，肝左叶类圆形稍低密度，密度较均匀，边界略模糊（黑长箭）；B. 增强扫描动脉期，病灶边缘结节样强化（黑长箭）；C. 增强扫描门静脉期，病灶强化范围增大（黑长箭），从边缘向中心填充，强化程度减低；D. 延迟期，病灶强化范围扩大，呈高密度填充（黑长箭），各期呈等血池强化。病灶右后方可见类似强化病灶

病例二　患者，女，60 岁，主因上腹不适就诊，超声提示肝脏

肿物（图 2-10）。

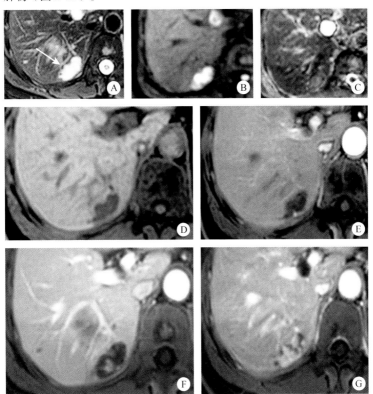

图 2-10 肝海绵状血管瘤（2）

A.T_2WI 平扫，肝右叶可见多发类圆形高信号（白长箭）；B.DWI，病灶呈高信号；C.ADC，病灶呈稍高信号；D. T_1WI 平扫，病灶呈低信号；E. 增强扫描动脉期，病灶边缘呈结节样强化；F. 增强扫描门静脉期，病灶强化逐渐向内填充；G. 增强扫描延迟期，病灶大部分强化

【临床概述】

（1）肝血管瘤为最常见的肝脏良性肿瘤，大小为数毫米至 20cm 以上，多小于 5cm。

（2）肝血管瘤呈单发或多发，多位于肝脏包膜下。

（3）本病多无临床症状，为偶然发现，较大者可压迫肝组织或邻近脏器而引起腹部不适、腹痛或触及包块。巨大血管瘤可因外伤或肝脏穿刺而导致破裂出血。

（4）本病可发生于任何年龄，女性多见。

（5）病理学上，血管瘤由互相连接的血管或血窦及疏松结缔组织构成，瘤内可见血栓、钙化及瘢痕形成。

血管瘤可分为四种类型：海绵状血管瘤、硬化性血管瘤、血管内皮瘤和毛细血管瘤。

【影像表现】

1. CT 表现

（1）形态：圆形、类圆形或分叶状，边界清楚。

（2）平扫：小的血管瘤表现为较均匀的低密度影，大的血管瘤偏心区域可出现更低密度区。

（3）增强扫描：根据强化的范围及对比剂充填的顺序，血管瘤的强化模式通常分为三种类型。

1）动脉期边缘结节样强化，程度等于或接近主动脉密度；门静脉期强化逐渐向病灶中央扩散；延迟期呈等密度或略高密度，即"早出晚归"样改变（**图 2-11**），直径 1.5 ～ 5.0cm 的血管瘤多为此型。

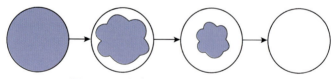

图 2-11　肝海绵状血管瘤增强模式示意图

2）动脉期快速均匀强化，门静脉期及延迟期呈稍高或等密度，直径小于 1.5cm 的血管瘤多为此型。

3）动脉期周边结节状强化，随后对比剂渐进性向心性填充，中心仍为低密度（瘢痕），即在平扫时病灶中央为更低密度区，大于5.0cm 的血管瘤几乎均为此型。

（4）特殊强化模式

1）病灶并非从边缘开始强化，而是某一部分明显强化，随着时间推移，强化区域进一步扩大。

2）动脉期病灶无明显强化，门静脉期和延迟期出现强化。

3）动脉期及门静脉期强化不明显，延迟期呈等或稍高密度。

4）动脉期、门静脉期及延迟期均未见强化。

（5）其他伴发征象：增强扫描后肿瘤周围异常强化，包括引流静脉强化、瘤周异常灌注、静脉早显及相应肝实质强化。

2. MRI 表现

（1）形态：同 CT。

（2）在 T_1WI 上呈低信号，在 T_2WI 上呈高信号，且随着 T_2 权重增加，信号增高，即"亮灯征"。较小者内部信号均匀，较大者病灶内部可出现纤维化、出血、血栓形成或瘢痕，呈 T_1WI 更低信号、T_2WI 更高信号，后者即为"灯丝征"。

（3）增强扫描表现同 CT。此外，注射 SPIO 后，血管瘤在 T_1WI 上信号高于周围正常肝实质，在 T_2WI 或 T_2*WI 上信号中度降低。肝胆特异性对比剂 Gd-EOB-DTPA 增强扫描肝血管瘤呈低信号。

【鉴别诊断】

（1）肝细胞癌：大多数患者有肝炎、肝硬化病史；甲胎蛋白（AFP）水平升高；典型病灶增强扫描具有"快进快出"的特点：即动脉期高强化，门静脉期和延迟期廓清，延迟扫描可见假包膜。可伴门静脉癌栓等转移征象。见本章第三节"一、肝细胞癌"。

（2）肝转移瘤：多为乏血供，由门静脉供血，表现为门静脉期边缘环状强化，即"牛眼征"，病灶多为多发。少数原发肿瘤为富血供，转移瘤也可动脉期明显强化。通常有原发肿瘤病史。

（3）肝内胆管细胞癌：血管瘤动脉期为结节样、非环状强化并随时间延长呈渐进性强化，而肝内胆管细胞癌表现为环状强化并延迟强化。

【重点提醒】

（1）典型肝血管瘤增强扫描呈"早出晚归"样改变，随着增强扫描时间的延长，强化范围扩大，等血池强化为特征。

（2）肝血管瘤动脉期强化为非环状的结节样、不连续强化，需要与环状强化的肝内胆管细胞癌及肝转移瘤等鉴别。

（3）肝海绵状血管瘤的强化模式与其病理改变密切相关：血管瘤主要由扩张的血管及血窦组成，管腔较大且管壁较薄，对比剂于动脉期即可进入，扩张的血窦含有大量的毛细血管，因此，门静脉期、延迟期亦可强化。血窦内可有厚薄不一的纤维隔，因此表现为"早出晚归"样改变。

三、肝细胞腺瘤

【典型病例】

患者，女，67岁，胆囊结石5年余，现复查发现肝脏占位（图2-12、图2-13）。

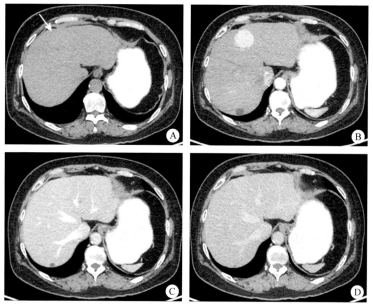

图 2-12　肝细胞腺瘤（1）

A. 轴位平扫CT，肝Ⅳ段实质内类圆形等密度（白长箭）；B. 增强扫描动脉期，病灶呈明显均匀强化，边界清晰；C、D. 增强扫描门静脉期、延迟期，病灶强化程度与肝实质相近

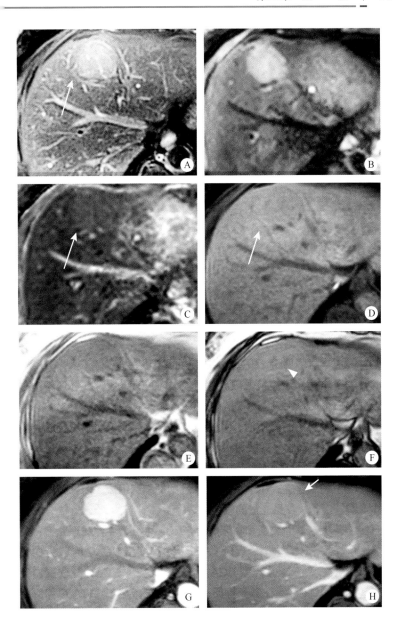

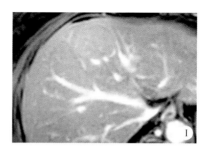

图 2-13 肝细胞腺瘤（2）

A. T$_2$WI 平扫，肝Ⅳ段可见类圆形高信号（白长箭）；B. DWI，病灶呈稍高信号；C. ADC，病灶呈稍高信号；D. T$_1$WI 平扫，病灶呈稍低信号；E. 同相位，病灶呈稍低信号；F. 反相位，病灶内信号不匀，内可见小片状信号减低区（白箭头）；G. 增强扫描动脉期，病灶显著均匀强化；H、I. 增强扫描门静脉期、延迟期，包膜强化（白长箭），病灶呈等信号

【临床概述】

（1）肝细胞腺瘤（hepatocellular adenoma，HCA）为起源于肝细胞的肝脏良性肿瘤，多单发。多发者称为肝细胞腺瘤病。

（2）本病多见于育龄期女性，亦可见于男性。

（3）本病多于体检发现。肿瘤较大时可有上腹部或肝区不适，合并出血可见急性腹痛。

（4）发病机制尚不清，可能与口服避孕药或长期服用合成类固醇、雄激素类药物等有关。

（5）本病易并发出血、坏死和脂肪变性，部分有恶变倾向。

（6）病理学上，HCA 由结构紊乱的肝细胞组成，内见糖原、脂质和胆汁沉积，可见光滑的假包膜。

（7）根据基因突变和临床病理，HCA 可分为 4 种病理亚型：炎症型 HCA、肝细胞核因子 1α（*HNF1α*）突变型 HCA、β- 联蛋白突变激活型 HCA、未分类型 HCA。其中，炎症型 HCA、β- 联蛋白突变激活型 HCA 有潜在恶变特征；炎症型和未分类型 HCA 可伴肝脂肪变性；青少年发病的成人型糖尿病患者易患 *HNF1α* 突变型 HCA；长期服用雄激素的患者发生 β- 联蛋白突变激活型 HCA 的风险增加；在糖原贮积病患者中，可发生除 *HNF1α* 突变型 HCA 以外的其他亚型。

【影像表现】

1. CT 表现

（1）平扫：类圆形，边缘光滑，边界清晰。病灶主体多呈稍低密度，少数呈等密度；在脂肪肝背景下则表现为相对高密度；病灶内存在陈旧性出血、脂肪或坏死表现为相应的低密度。病灶内新鲜出血则表现为高密度。若为新、旧混合出血，则表现为高、低混杂密度。

（2）增强扫描：动脉期，病灶实性部分明显、均匀强化，门静脉期及延迟期呈等或略低密度，部分呈稍高密度。出血、坏死及脂肪变性区域无强化。

（3）病灶常有包膜，部分病灶增强扫描可显示强化包膜。

（4）部分于增强扫描动脉期可见病灶周围增粗迂曲的供血动脉。

（5）5% ~ 10% 的病灶内可见钙化。

2. MRI 表现

（1）平扫：若无出血病灶信号通常均匀，T_1WI 呈低、等信号或稍高信号，T_2WI 呈轻度高或等信号；病灶内通常合并脂肪变性、坏死、出血致信号欠均匀，脂质成分表现为反相位信号减低，脂肪抑制序列信号可轻度减低。合并出血则可见 T_1WI 高信号、T_2WI 低信号，坏死区呈 T_1WI 低信号、T_2WI 高信号。假包膜在 T_1WI、T_2WI 上呈低信号。

（2）增强扫描：动脉期明显强化，门静脉期及延迟期呈等信号或稍低信号，部分呈稍高信号。

（3）肝胆特异性对比剂 Gd-EOB-DTPA 扫描，大部分病灶在肝胆期呈低信号，部分炎症型或 β- 联蛋白突变激活型 HCA 表现为高信号或等信号。

（4）不同病理分型 HCA 的 MRI 表现具有一定特点（表 2-2）。

表 2-2　不同病理分型 HCA 的 MRI 表现

	炎症型 HCA	HNF 1α 突变型 HCA	β- 联蛋白 突变激活型 HCA	未分类 型 HCA
MRI 平扫	T₁WI 低、等或高信号 T₂WI 呈等或高信号	T₁WI 呈高信号 T₂WI 呈等或稍高信号	T₁WI 呈不均匀低信号 T₂WI 呈不均匀高信号	缺乏特点
MRI 增强	动脉期高强化 门静脉及延迟期持续 强化（与 T₂WI 高 信号区域一致） 肝胆期可摄取	动脉期高强化 门静脉期、延迟期 非持续强化 肝胆期不摄取	动脉期高强化 延迟期可廓清或持 续强化 肝胆期可摄取	
特征性 影像学	50% 出现"环礁征"	反相位信号明显均 匀减低	类肝细胞癌部分病 变有中央瘢痕	

【鉴别诊断】

1. 肝细胞癌　患者多有肝炎、肝硬化病史；甲胎蛋白（AFP）水平升高；典型病灶增强扫描具有"快进快出"的特点，强化后密度 / 信号多不均匀，部分可见"假包膜"；可伴门静脉癌栓等转移征象。

2. 局灶性结节增生　表现为结节堆积样肿块，边缘清晰、不锐利且有分叶；平扫与周围肝组织背景密度 / 信号类似，不易发现，动脉期高强化，门静脉期及延迟期稍高或等密度 / 信号，在肝胆期表现为高信号。中央瘢痕在 CT 上表现为低密度，在 T₂WI 上表现为高信号，瘢痕早期延迟强化。

3. 肝血管瘤　肝血管瘤在 MRI T2WI 上呈中等或明显高信号，

增强扫描动脉期呈边缘结节样、不连续、非环状高强化，门静脉期及延迟期强化范围扩大、等血池强化，为肝血管瘤的主要特征之一。

4. 纤维板层样肝细胞癌　肿瘤体积一般较大，平扫 CT 密度及 MRI 信号不均匀，增强扫描肿瘤主体呈动脉期不均匀高强化、门静脉期及延迟期持续强化，病灶内的平扫 CT 呈低密度、 MRI T_1WI 及 T_2WI 均呈低信号的中央瘢痕为其特征，瘢痕通常较大，于动脉期及门静脉期无强化、延迟扫描可强化、轻微强化或无明显强化。中央瘢痕 + 放射状纤维分隔构成的"辐轮状"结构及斑点状或粗大、位于中央瘢痕内的钙化为其典型征象。淋巴结增大较多见。

5. 肝内胆管细胞癌　需与表现为"环礁征"的炎症型 HCA 相鉴别，肝内胆管细胞癌表现为单发团块，周边高信号，DWI 上表现为不均匀环状高信号，增强扫描动脉期病灶边缘明显环状不均匀强化，门静脉期及延迟期周边部分强化减退，中心区域进行性延迟强化，病灶周围或内部伴肝内胆管扩张。而炎症型 HCA 周边的环状高强化一般无环状廓清，中心也无纤维基质成分的渐进性延迟强化。

6. 富血供转移瘤　肿瘤内脂肪和出血少见。

【重点提醒】

HCA 患者绝大多数为女性，部分病理类型具有恶变倾向。影像表现较复杂，通常合并出血和脂肪变性，无出血和脂肪变性时密度 / 信号均匀。典型的增强特点为动脉期明显均匀强化，门静脉期和延迟期呈等或稍高密度。多见包膜。不同病理分型的 CT 及 MRI 特点有所不同，注射 Gd-EOB-DTPA 后肝胆期摄取率不同。

四、肝局灶性结节增生

【典型病例】

病例一　患者，男，35 岁，体检超声提示肝脏占位（图 2-14）。

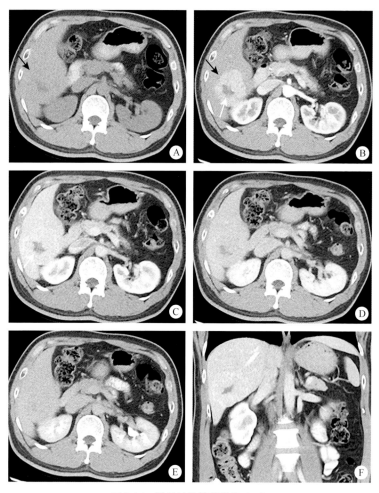

图 2-14 肝局灶性结节增生（1）

A. 轴位平扫 CT，肝右叶等密度肿块，边缘欠清（黑长箭），其内可见稍低密度影；
B. 增强扫描动脉期，除中央低密度瘢痕（白长箭）外，病灶强化均匀（黑长箭）；C. 增
强扫描门静脉期，肿块呈相对等密度，中央瘢痕（白长箭）呈相对低密度；D、E. 增强
扫描平衡期、延迟期，瘢痕延迟强化；F. 门静脉期冠状位

病例二 患者，女，26岁，体检超声提示肝脏占位（图2-15）。

【临床概述】

（1）肝局灶性结节增生（focal nodular hyperplasia，FNH）为肝内常见的良性肿瘤病变，在良性肿瘤病变中，其发病率仅次于血管瘤。目前多认为其病因为肝先天性血管畸形，肝血流持续增加引起周围肝组织假瘤样增生。

（2）部分FNH合并肝海绵状血管瘤。

（3）本病多单发，部分可多发。生育期女性多见。

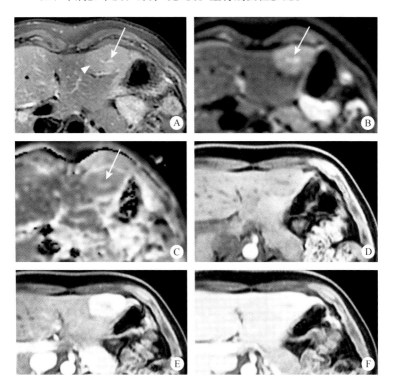

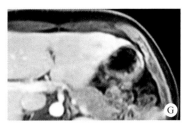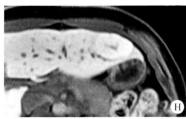

图 2-15 肝局灶性结节增生（2）

肝脏平扫、肝胆特异性对比剂增强检查。A. T$_2$WI 平扫，肝左叶可见类圆形高信号（白箭头），病灶内瘢痕呈更高信号（白长箭）；B. DWI，病灶呈稍高信号，瘢痕呈更高信号；C. ADC，瘢痕呈高信号（白长箭）；D.增强扫描预扫描；E.增强扫描动脉期，病灶显著均匀强化，瘢痕无强化；F. 增强扫描门静脉期，病灶轻度强化，瘢痕轻度延迟强化；G. 增强扫描过渡期，病灶强化程度高于肝实质，瘢痕延迟强化；H. 增强扫描肝胆期，病灶呈高信号，中央瘢痕呈低信号

（4）本病患者一般无明显临床症状，肝功能检查多无异常。

（5）病理上肿块由大小结节堆积而成，呈分叶状外形，边界清楚，一般无包膜。病变由排列异常的正常肝细胞、Kupffer 细胞、厚壁动脉、胆管及辐射状纤维组织构成，中央可见瘢痕，放射状间隔将病变分为多个小叶，瘢痕和间隔内有畸形血管，胆管增生与胆树不相通。

【影像表现】

1. CT 表现

（1）平扫：病灶呈稍低密度或等密度，边界清晰，多无包膜，中央可见星形或裂隙状更低密度瘢痕影，瘢痕通常较小。少部分可伴钙化。

（2）增强扫描：动脉期，除中央瘢痕外，快速显著强化；门静脉期及延迟期病灶呈等密度或略低密度，中央瘢痕在延迟期明显强化（图 2-16）。

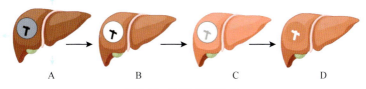

图 2-16　FNH 增强模式

A. 平扫，病灶呈略低密度，中央可见更低密度瘢痕；B. 增强扫描动脉期，病灶明显强化、中央瘢痕不强化；C. 增强扫描门静脉期，病灶与周围肝组织呈等密度，中央瘢痕呈相对低密度；D. 增强扫描延迟期，病灶与周围肝组织呈等密度，中央瘢痕延迟强化、呈相对高密度

2. MRI 表现　对于 FNH 的诊断，MRI 的敏感性及特异性高于超声及 CT 检查。

（1）平扫：病灶为边界清楚的结节堆积样肿块，各序列上信号接近正常肝实质，T_1WI 呈等信号、稍低信号或稍高信号，T_2WI 呈等信号或稍高信号，多无包膜，中央可见 T_1WI 低信号、T_2WI 高信号星状瘢痕，中央瘢痕出现率较高，通常较小。

（2）增强扫描：动脉期明显强化，多呈结节样，中央瘢痕通常无强化，门静脉期及延迟期病灶呈稍高信号或等信号，中央瘢痕延迟强化。

（3）Gd-EOB-DTPA 增强扫描：表现为肝胆期高信号，较具特异性。肝胆期高信号可表现为弥漫摄取（呈等或弥漫高信号）、弥漫不均匀摄取（呈弥漫高信号伴中心或偏心低信号瘢痕）或晕环状摄取（呈晕环状高信号）。

【鉴别诊断】

1. 肝细胞癌　两者均为富血供肿块。肝细胞癌多有肝硬化背景，信号通常不均匀，可合并脂肪变性和出血，门静脉期或延迟期可见对比剂廓清现象，延迟强化可显示假包膜，除部分高分化肝细胞癌外，肝胆期通常表现为低信号。FNH 多见于年轻女性，平扫病灶主体密度/信号接近肝实质,可显示中央瘢痕,延迟扫描中央瘢痕延迟强化,Gd-EOB-DTPA 增强扫描表现为肝胆期高信号有助于鉴别。

2. 海绵状血管瘤　　直径小于 3cm 的海绵状血管瘤可表现为动脉期均匀一致强化,延迟期呈等或高密度,与不伴中央瘢痕的 FNH 不易鉴别。海绵状血管瘤瘢痕相对少见,如果有瘢痕,通常表现为 T_2WI 明显高信号,但是一般无强化或非常晚才强化。MRI 检查,尤其是肝细胞特异性对比剂 Gd-EOB-DTPA 增强扫描有助于鉴别。

3. 肝细胞腺瘤　　两者影像表现有一定重叠,肝细胞腺瘤的信号也可以较均匀,多发生于年轻女性,有包膜,更易发生脂肪变性,并有自发破裂和出血倾向。强化方式类似于 FNH,但瘤内无中央瘢痕。肝细胞特异性对比剂增强 MRI 检查对两者的鉴别诊断有一定价值。此外,肝脏基础状态及病史(代谢相关、肥胖、酗酒)、临床表现(C 反应蛋白等)亦有助于鉴别诊断。

4. 纤维板层样肝细胞癌(图 2-17)　　两者均见于年轻人,临床特点亦相似,CT 上均有中央瘢痕的延迟强化。但纤维板层样肝细胞癌一般为较大(10～20cm)的孤立病灶,动脉期不均匀强化是其与 FNH 的鉴别点之一。CT 鉴别诊断较困难。MRI 的 T_2WI 有助于鉴别,纤维板层样肝细胞癌的瘢痕组织为纤维化变性,T_2WI 呈低信号;而 FNH 的中央瘢痕由于水肿而呈高信号。

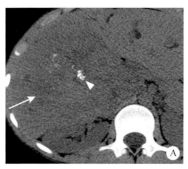
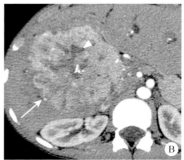

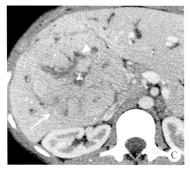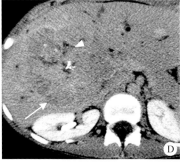

图 2-17 纤维板层样肝细胞癌

A. 轴位平扫 CT，肝右叶巨大稍低密度肿块（白长箭）及中心区钙化灶（白箭头）；
B. 动脉期，病灶明显不均匀强化（白长箭），中心区可见低密度无强化瘢痕（白箭头）；
C. 门静脉期，病灶相对肝实质呈等密度（白长箭），中心瘢痕区仍呈低密度（白箭头）；D. 延迟期，病灶相对肝实质呈稍低密度（白长箭），中心瘢痕区可见轻度延迟强化（白箭头）

【重点提醒】

（1）FNH 为结节堆积样肿块，边缘清晰、不锐利且有分叶，平扫与周围肝组织背景信号及密度类似。

（2）中央瘢痕通常较小，在 T_2WI 上呈高信号，在 CT 为低密度，相对其他病变的瘢痕，FNH 的瘢痕延迟强化较早。

（3）动脉期明显强化，可见结节堆积感，门静脉期及延迟期稍高或等密度 / 信号。

（4）肝胆期表现为高信号，此征象可作为鉴别诊断要点之一，但是分化好的肝细胞癌亦可出现。

（5）对 FNH 的诊断，增强 MRI 优于增强 CT 检查，肝细胞特异性对比剂具有较大价值。

（6）FNH 的典型 CT 表现与其病理组织学特点相关。FNH 的病理特点为肝内异常结节状结构的病灶中央可见星芒状纤维瘢痕，瘢痕中有畸形血管穿行，故增强表现为中央瘢痕延迟强化，呈星芒状或放射状。

五、肝血管平滑肌脂肪瘤

【典型病例】

病例一 患者，女，60岁，体检发现肝脏占位（图2-18、图2-19）。

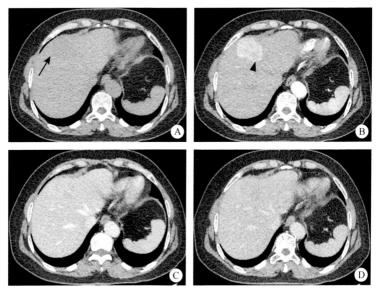

图 2-18 肝上皮样血管平滑肌脂肪瘤（1）

A. 轴位平扫CT，肝左叶不均匀低密度为主的肿块（黑长箭），边界清晰；B. 增强扫描动脉期，病灶呈不均匀显著强化，内见低密度无强化区（黑箭头）；C. 门静脉期，不均匀轻度强化，病灶内见持续无强化区；D. 延迟期，病灶强化程度低于肝实质

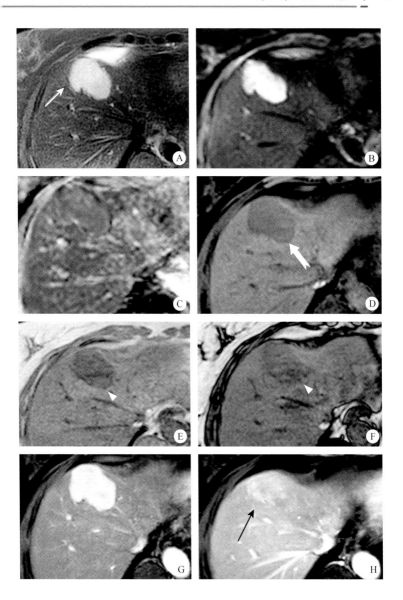

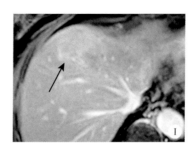

图 2-19   肝上皮样血管平滑肌脂肪瘤（2）

A. T$_2$WI 平扫，肝左叶可见浅分叶状高信号（白长箭），其内信号不均；B. DWI，病灶呈高信号；C. ADC，病灶呈稍低信号；D. T$_1$WI 平扫，病灶呈低信号，其内信号不均（燕尾箭）；E. 同相位，病灶内信号不均匀（白箭头）；F. 反相位，病灶含脂肪成分，部分信号较同相位减低（白箭头）；G. 增强扫描动脉期，病灶显著不均匀强化，病灶边缘见小血管；H、I. 增强扫描门静脉期、延迟期，病灶强化程度减低，边缘见血管（黑长箭）

病例二   患者，男性，40 岁，体检发现肝脏占位（图 2-20、图 2-21）。

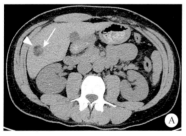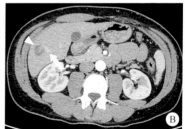

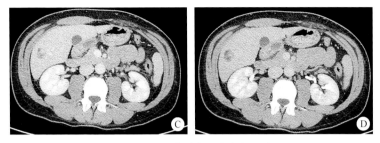

图 2-20 肝血管平滑肌脂肪瘤（1）

A. 轴位平扫 CT，肝右叶不均匀低密度为主的肿块，其内含平滑肌密度（白长箭）及脂肪密度（白箭头），边界清晰；B. 增强扫描动脉期，病灶呈不均匀显著强化，内见低密度无强化区（白箭头），边缘可见明显强化小血管进入病灶内（燕尾箭）；C. 门静脉期，不均匀轻度强化，病灶内见持续无强化区；D. 延迟期，病灶强化程度稍低于肝实质

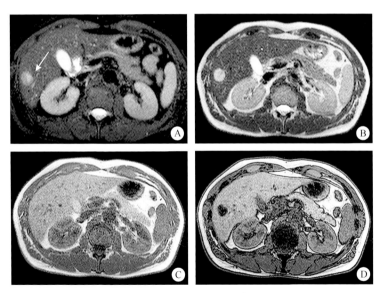

图 2-21 肝血管平滑肌脂肪瘤（2）

A. T_2WI 平扫，肝右叶可见类圆形高信号，其内信号不均，边缘可见血管流空影（白长箭）；B. T_1WI 平扫，病灶呈高信号；C. 同相位，病灶内信号不均匀；D. 反相位，病灶以脂肪成分为主，病灶大部分信号较同相位减低（白箭头）

【临床概述】

（1）肝血管平滑肌脂肪瘤（hepatic angiomyolipoma，HAML）为发生于肝脏的良性间叶源性肿瘤，是肝脏内脂肪性良性肿瘤中最常见的一种。

（2）本病多见于肾脏，肝脏相对少见，可与肾脏血管平滑肌脂肪瘤合并存在。

（3）经典 HAML 由不同比例的血管、平滑肌和脂肪构成，恶性变罕见。依据血管、平滑肌及脂肪的比例不同，分为四种类型：混合型、脂肪瘤型（脂肪含量＞70%）、肌瘤型和血管瘤型，其中以混合型最常见。

（4）肝上皮样血管平滑肌脂肪瘤（hepatic epithelioid angiomyolipoma，HEAML）是 HAML 的一种特殊亚型，相对罕见，具有上皮样细胞形态，有侵袭性生长潜力，具有局部复发和远处转移的趋势。

（5）本病临床上可见两型：①合并结节性硬化型，多见于青少年；②不伴结节性硬化型，多见于成年人。

（6）本病以中、青年女性常见，常无自觉症状，少数因压迫而引起上腹部不适、腹部肿块或疼痛。患者多无肝炎、肝硬化病史。

【影像表现】

1. CT 表现

（1）肝内单发肿块，也可多发，呈类圆形，大小不等，边界清晰或欠清。

（2）CT 平扫密度因其病理成分不同而不同：若病灶以脂肪成分为主，表现为脂肪密度（CT 值 $-105 \sim -50$HU）为主的混杂密度肿块；若病灶以平滑肌成分为主，表现为稍低于肝实质 CT 值的软组织密度肿块，内伴或不伴少量脂肪密度影。

（3）增强扫描：依病灶内的血管成分多少而有不同的强化方式，可为不均匀性轻、中度或明显强化，呈斑片状、不规则状、点状或索条状，强化持续时间较长，门静脉期及延迟期仍呈高密度；上皮样 HAML 也可以呈速升速降型强化。脂肪成分无强化。

（4）偶可显示肿瘤血管，表现为网格状、线样深入瘤体内。部分可见动静脉瘘形成或瘤内血管扩张。

2. MRI 表现

（1）MRI 表现与 HAML 病理成分相关，病灶内信号混杂，脂肪成分在非脂肪抑制 T_1WI 上表现为高信号，脂肪抑制序列上信号减低，反相位 T_1WI 上可见病灶边缘环状低信号，中心信号不减低，即环状勾边改变。血管成分在 T_2WI 上呈高信号。

（2）增强后动脉期显著不均匀强化，可以廓清，也可以不廓清。HAML 含有畸形、常较粗大的厚壁血管，动态增强扫描早期脂肪区域可见生长良好的高信号血管是其特征之一。

（3）Gd-EOB-DTPA 增强扫描，肝胆期无摄取。

（4）MRI 对脂肪含量较少的 HAML 的诊断优于 CT。

【鉴别诊断】

1. 以脂肪成分为主的 HAML

（1）肝脂肪瘤：CT 表现为脂肪密度肿块，MRI 显示成熟脂肪成分，即 T_1WI 及 T_2WI 呈高信号，压脂相呈低信号，反相位 T_1WI 可见勾边效应。肿块边界清晰，无实性成分，增强扫描无强化，而 HAML 病灶内可见持续强化的纤维间隔。

（2）局限性脂肪浸润：CT 上呈片状或扇形低密度，MRI 上可见 T_1WI 同相位高信号、反相位信号减低，边界欠清，无占位效应，有正常血管穿行其中。增强后强化程度与周围正常肝实质一致。

（3）肝脂肪肉瘤：CT 囊实性或低密度病灶，含脂肪密度成分，MRI 压脂相较不压脂相信号减低，反相位可见勾边效应。病灶可见包膜，内见分隔，增强扫描动脉期软组织成分或条索状影略有强化或明显强化。门静脉期或延迟期外围逐渐强化至均匀，但略低于肝实质。而 HAML 动脉期病灶强化较明显，门静脉期及延迟期持续强化。确诊需行病理检查。

2. 以非脂肪成分为主的 HAML

（1）FNH：多见于青年女性，单发多见，偶见多发。两者强化方式类似，但 FNH 典型者病灶内可见纤维瘢痕，在 CT 上呈低密度，MRI T_2WI 呈高信号，T_1WI 呈低信号，增强扫描瘢痕可见强化。FNH 除瘢痕外，通常 CT 密度 /MRI 信号较均匀。HAML 可见肿瘤血管。

（2）血管瘤：强化扫描时，动脉期强化程度与同层的主动脉接近，门静脉期及延迟期渐进性强化。较大的血管瘤内可见纤维瘢痕成分，延迟扫描部分强化或完全无强化。与含脂肪成分的 HAML 可以鉴别。

（3）肝细胞腺瘤：多见于育龄期妇女，与口服避孕药有关。常伴出血、坏死和脂肪变性。但与 HAML 不同的是，病灶内往往无明显血管。

（4）肝细胞癌：HEAML 影像表现不含脂肪组织时，部分病灶"快进快出"强化方式容易和肝细胞癌混淆。HEAML 患者无肝炎、肝硬化病史，AFP 不高与肝细胞癌有明显区别。HEAML 病灶无包膜，且病灶内供血动脉壁光整，而肝细胞癌病灶常见强化包膜，且供血动脉粗细不均、走行杂乱。

【重点提醒】

（1）典型 HAML 病灶内含血管、平滑肌和脂肪组织成分，平扫病灶内有脂肪成分，增强后其内的血管成分明显强化，为特征性表现。

（2）对 HAML 的诊断，MRI 优于 CT。

六、细菌性肝脓肿

【典型病例】

病例一　患者，女，43 岁，反复寒战、高热 7 天余（图 2-22）。

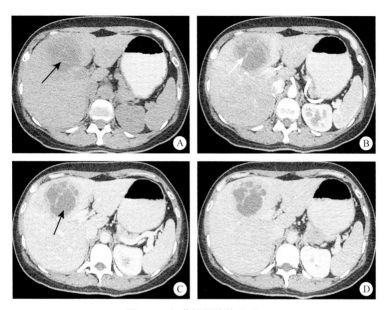

图 2-22 细菌性肝脓肿（1）

A. 轴位平扫 CT，肝Ⅳ段与肝Ⅷ段交界区见边缘模糊的椭圆形低密度灶，其内密度不均匀，可见多发更低密度灶（黑长箭）；B、C. 增强扫描动脉期、门静脉期，病灶边缘及分隔强化（白长箭），中央坏死区无强化（黑长箭），呈"蜂窝样改变"；D. 增强扫描延迟期，脓肿内壁呈环形强化

病例二 患者，女，60 岁，主因肝脏肿物就诊（图 2-23）。

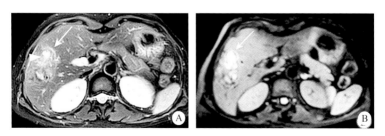

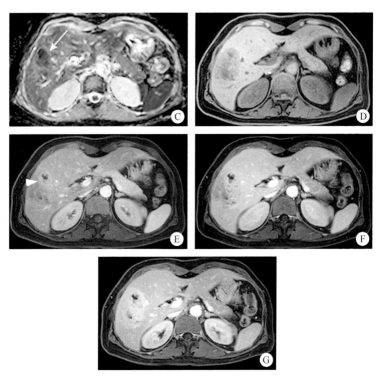

图 2-23 细菌性肝脓肿（2）

A. T₂WI 平扫，肝右叶可见混杂高信号影（白长箭），内可见更高信号坏死区（白箭头）；B. DWI，坏死区呈高信号（白长箭）；C. ADC，坏死区呈低信号（白长箭）；D. T₁WI 平扫，病灶主体呈低信号，内可见更低信号坏死区；E. 增强扫描动脉期，病灶边缘强化，坏死区无强化（白箭头），内可见分隔样强化；F、G. 增强扫描门静脉期、延迟期，病灶强化逐渐向内填充，坏死区无强化

【临床概述】

（1）肝脓肿可由细菌、真菌及阿米巴滋养体等引起，在发达国家及我国，细菌感染引起的肝脓肿最常见。

（2）细菌性肝脓肿的感染途径：①经胆道，如胆石症、胆道蛔虫病；②经肝动脉，如败血症、细菌性心内膜炎；③经门静脉，如肠阿米巴病，溶组织阿米巴原虫经门静脉系统进入肝；④直接感染，如胆囊穿孔、膈下脓肿及肝外伤等。其中胆源性最常见。

（3）细菌性肝脓肿病理学上分为三期：急性期、亚急性期及慢性期。急性期病程 0 ~ 10 天，病变表现为坏死及少量液化；亚急性期病程 10 ~ 15 天，液化加剧；慢性期为 15 天以后，以形成厚壁、纤维性脓肿壁为特征，其内部为坏死物及形成脓液纤维性、厚脓肿壁。

（4）本病多见于老年人及糖尿病、心功能不全、肝硬化患者。

（5）肝大、肝区疼痛、发热、寒战为常见症状，可出现黄疸及休克。

（6）急性期多有白细胞计数升高，慢性期可恢复正常。

【影像表现】

1.CT 表现　　在病程的不同时期，病理特点不同，CT 表现不同，可分为三个阶段（表 2-3）。不同阶段的 CT 征象常存在重叠。

表 2-3　细菌性肝脓肿 CT 表现

病理阶段	CT 表现		
	平扫	增强扫描	其他征象
蜂窝织炎阶段	病灶较局限；单发或多发、团块状低密度区，边界不清，包膜不完整，似恶性肿瘤	周边逐渐延迟的环形强化；门静脉期较动脉期明显，延迟期呈等或稍高密度；低密度病灶范围逐渐缩小；伴有脓腔形成者，脓腔无强化，呈蜂窝状	增强扫描可伴病变周围肝实质的异常灌注；气液平面的出现对于诊断肝脓肿特异性较高；典型肝脓肿阶段常伴有右侧胸腔积液、腹腔脓肿、腹腔积液、邻近肠管扩张等间接征象

病理阶段	CT 表现		
	平扫	增强扫描	其他征象
典型脓肿形成阶段	低密度病灶中心出现更低密度区（病变的液化坏死）；边界不清	脓肿壁：单环、双环或三环；中心区多发分隔样强化，呈蜂窝状、花瓣样强化；中央坏死区无强化；小分房可彼此融合，呈较大无强化单囊	
纤维肉芽肿性肝脓肿阶段	圆形或椭圆形低密度区；边界清晰；包膜完整	花瓣状分隔样强化；延迟后强化明显，脓腔趋于消失	

2. MRI 表现

（1）病灶各期形态同 CT 表现。

（2）脓腔因蛋白成分不同，MRI 信号也有差异，典型表现为 T_1WI 低信号、T_2WI 不均匀高信号，T_2WI 对小脓肿的显示优于 T_1WI 及 CT。

（3）脓肿壁表现为边缘清晰的环状异常信号，T_1WI 信号高于脓腔、低于肝实质，T_2WI 呈稍高信号，边缘模糊。

（4）脓肿周围的水肿表现为环绕病灶的 T_1WI 低信号及 T_2WI 稍高信号，边缘模糊。

（5）脓肿坏死区的脓液在 DWI 上呈高信号，ADC 呈低信号，具有特征性，可与恶性肿瘤的液化坏死相鉴别。

（6）Gd-DTPA 增强表现同 CT，中心液化坏死区无强化，脓肿壁在动脉期显著强化，并持续至延迟期，脓肿内分隔强化同脓肿壁，外围为脓肿壁周围的水肿带，强化从动脉期持续至延迟期，强化程度高于周围肝实质、低于脓肿壁。增强扫描可增加小脓肿的显示率。

（7）增强扫描可见异常灌注，表现为动脉期楔形强化，其他各期呈等信号。

【鉴别诊断】

1. 真菌性肝脓肿 肝内多发小类圆形或椭圆形 CT 低密度灶，MRI 上呈 T_1WI 低、T_2WI 高信号，病灶大小基本一致，弥漫性分布于全肝，病灶中心偶可见点状 CT 高密度影，即"靶征"。

2. 阿米巴性肝脓肿 多单发，右叶前段顶面或脏面多见。早期的炎性改变较细菌性肝脓肿不明显，脓肿密度可类似于实质性肿瘤，呈 CT 稍低或等密度；MRI 呈 T_1WI 稍低、T_2WI 稍高信号。脓肿壁较薄、分层改变不明显；内壁毛糙；增强扫描内壁不规整，呈"破布样改变"，少数可见壁结节。

3. 肝内胆管细胞癌 边界欠清的 CT 低密度肿块，内可见条索、分支状更低密度区或点状、片状高密度钙化灶。在 T_1WI 上呈低信号，在 T_2WI 上外周呈高信号，中心可见不规则较大 T_2WI 低信号（纤维化），中心亦可见坏死及黏蛋白形成的 T_2WI 高信号。肿瘤远端或病灶内可伴胆管扩张，相邻肝包膜回缩，肿瘤所在肝组织萎缩，增强扫描延迟强化。

4. 囊性转移瘤 有原发肿瘤病史，无明显发热、寒战及疼痛症状。常为多发，分隔较少见，增强扫描可见边缘或壁结节强化，典型呈"牛眼征"，病灶周围常无明显水肿带，壁薄厚不均。此外，囊性转移瘤周边出现一过性异常灌注概率明显低于肝脓肿。

5. 伴囊性变的肝细胞癌 病灶边缘不规则，周围多不伴水肿；中心低密度坏死区范围较小，囊壁厚薄不均，实性部分可强化，可见附壁结节。增强扫描呈"快进快出"改变。

6. 肝囊肿合并感染或出血 肝囊肿合并出血或感染后，CT 值可大于 20HU，T_1WI 信号增高、包膜增厚，但边缘仍锐利、密度/信号相对均匀。而肝脓肿可见分隔或多房表现，病灶内脓液在 DWI 上呈高信号、ADC 图上呈低信号，增强扫描肝脓肿壁强化，有助于鉴别诊断。

【重点提醒】

（1）细菌性肝脓肿是最常见的肝脏感染性病变，临床上常有明显的感染相关症状。

（2）病灶内脓腔表现为 DWI 高信号、ADC 低信号，增强扫描脓肿壁及周围水肿为单环、双环或三环强化改变，较具有特征性。

（3）超声或 CT 引导下穿刺对病变明确诊断具有价值，并可行介入性治疗。

七、肝炎性肌纤维母细胞瘤

【典型病例】

病例一 患者，男，40 岁，远端胃切除术后，发现肝左叶结节（图 2-24）。

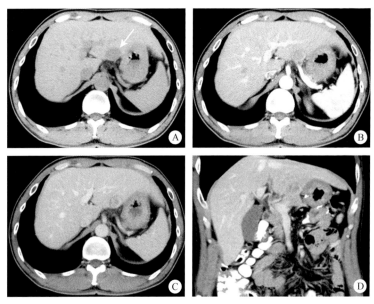

图 2-24 肝炎性肌纤维母细胞瘤（1）

A. 轴位平扫 CT，肝左叶团块状均匀低密度，边界部分清晰（白长箭）；B. 轴位增强动脉期 CT，病灶轻度强化；C. 轴位增强门静脉期 CT，病灶强化程度较动脉期增加；D. 冠状位平衡期 CT，延迟强化

病例二　患者，男，73 岁，4 年前右肺下叶切除，病理结果为炎性肌纤维母细胞瘤。本次超声发现肝内新发占位（图 2-25）。

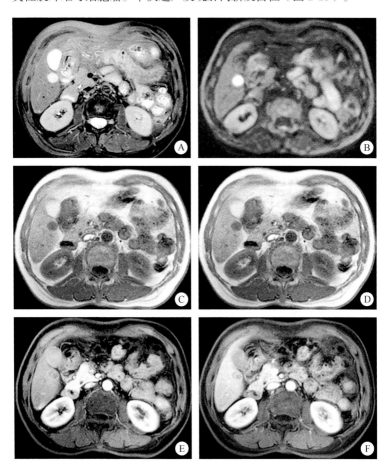

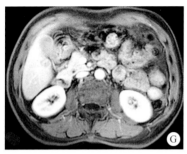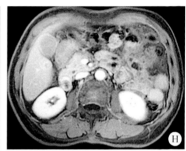

图 2-25　肝炎性肌纤维母细胞瘤（2）

A. T₂WI 平扫，肝右叶类圆形高信号病灶；B. DWI，病灶呈高信号；C、D. 同相位、反相位，信号未见衰减；E. 增强扫描动脉期，病灶边缘强化；F、G. 增强扫描门静脉期、平衡期，强化程度较动脉期增加；H. 延迟期，病灶持续强化，可见环形强化

【临床概述】

（1）肝炎性肌纤维母细胞瘤又称肝炎性假瘤、肝脏炎性肉芽肿、浆细胞性肉芽肿、纤维黄色瘤等，为一种致炎因子引起的以肝脏局部组织炎性细胞浸润和纤维组织瘤样增生为特征的非肿瘤性病变。

（2）本病发病率较低，可发生于任何年龄人群，但以儿童和青年男性居多。

（3）本病症状无特异性，可无任何症状，或仅出现肝区不适、消瘦、乏力，也可表现为发热、体重减轻、上腹痛、呕吐等症状。

（4）本病病因不明，有学者认为门静脉阻塞性静脉炎可能是其病因，并伴有继发性胆汁淤滞和胆管变性、坏死，引起胆管周围脓肿或黄色肉芽肿。部分患者可有白细胞计数增加、血小板增多、血沉加快等改变。

（5）病理改变：病灶早期以肝细胞坏死、炎性细胞浸润、病灶周边肝组织充血及水肿表现为主，随着病程进展，坏死组织增多，随后纤维组织增生，病灶进入修复期，坏死组织、纤维组织及肉芽组织相互交织，肉芽肿形成。

【影像表现】

1. CT 表现

（1）无特异性表现。

（2）平扫：病灶多单发，可为多种形态，多呈分叶状或类圆形，一般呈低密度；边缘可清晰或模糊，少数可伴点状钙化。

（3）增强：强化形式及程度多样。

1）边缘环状强化：病灶中心无强化或低强化，边缘见厚薄不均环状强化带。

2）无明显强化：增强扫描各期均未见明显强化。

3）环状、分隔状强化：病灶内部见连续或不连续的分隔状强化，或病灶边缘轻度环状强化。

4）延迟强化：病灶呈持续性不均匀强化，延迟期强化程度增加，病灶内部分隔或结节强化明显。

5）病灶周围肝组织可出现一过性强化。

6）有时病灶内可见正常血管影穿行。

2. MRI 表现

（1）无特异性表现。

（2）平扫：形态、大小及数目同 CT 表现。T_1WI 呈低信号，T_2WI 呈轻度高信号或等信号。T_2WI 上信号与病灶的组织学成分相关：病灶内纤维成分为主时，T_2WI 呈较低信号；以炎性成分为主时，T_2WI 呈高信号。

（3）增强：强化形式及程度多样，与 CT 增强表现类似，强化形式与其成分有关：无强化区多为凝固性坏死；强化与局部肝组织充血及炎症反应有关；纤维组织增生可导致延迟强化且强化持续时间较长。邻近肝组织动脉期一过性异常强化，可能与病灶周围炎性改变有关。

（4）静脉团注 Gd-EOB-DTPA 后，肝胆期病灶显示为低信号。

【鉴别诊断】

1. 肝细胞癌 大多数患者有肝炎、肝硬化病史，AFP 水平可升高。多呈"快进快出"的典型增强特点，即动脉期高强化，门静脉期和延迟期廓清，延迟扫描可见假包膜。病灶内有肿瘤血管而无肝内静脉穿行。

2. 肝转移瘤 多为乏血供，由门静脉供血，表现为门静脉期边缘环状强化表现，即"牛眼征"，病灶多为多发。少数原发肿瘤为富血供，转移瘤也可于动脉期明显强化。患者通常有原发肿瘤病史。

3. 肝内胆管细胞癌 平扫 CT 病灶呈不均匀低密度，其内可见瘢痕组织，偶尔可见点、片状钙化灶；MRI 肿瘤远端可伴胆管扩张或大小不等的子灶。增强扫描可见延迟强化。病灶边缘可见包膜回缩现象，病灶内或周围可见扩张的胆管。

4. 肝脓肿 肝炎性肌纤维母细胞瘤表现为结节状强化伴中央坏死时，与肝脓肿不易鉴别。肝脓肿典型临床表现为发热、右上腹痛及白细胞计数升高，增强扫描呈"单环""双环""三环"，可见多房伴分隔样强化。

【重点提醒】

（1）肝炎性肌纤维母细胞瘤的影像学表现及临床症状无特异性。

（2）病灶内不同病理成分决定了增强 CT 扫描强化形式及程度的多样化。

（3）单凭影像学较难做出明确诊断，必要时可对病灶进行穿刺活检。

第三节　肝脏恶性局灶性病变

一、肝细胞癌

【典型病例】

患者，男，63 岁，主因胆囊结石、上腹部不适就诊，既往乙肝病史多年（图 2-26、图 2-27）。

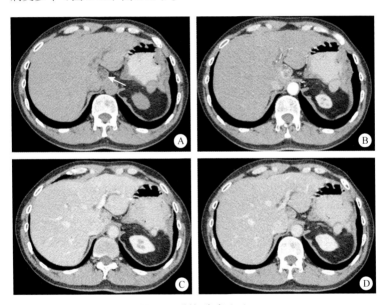

图 2-26　肝细胞癌（1）

A. 轴位平扫 CT，肝尾状叶类圆形混杂密度灶，其内密度欠均匀，可见斑片状更低密度灶（白长箭）；B. 增强扫描动脉期，病灶不均匀明显强化；C. 增强扫描门静脉期，强化程度减轻，低于肝实质，内见持续无强化区；D. 延迟期，病灶呈低密度

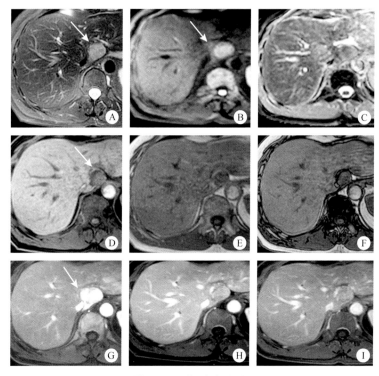

图 2-27　肝细胞癌（2）

A. T$_2$WI 平扫，肝尾状叶可见类圆形稍高信号（白长箭）；B. DWI，病灶呈高信号（白长箭）；C. ADC，病灶呈低信号；D. T$_1$WI 平扫，病灶呈低信号（白长箭）；E、F. 同相位、反相位，反相位可见局部信号减低；G. 增强扫描动脉期，病灶显著强化（白长箭）；

H、I. 增强扫描门静脉期、延迟期，病灶呈低信号，呈"快进快出"模式

【临床概述】

（1）原发性肝癌分为三种，即肝细胞癌（hepatocellular carcinoma，HCC）、胆管细胞癌和混合型肝癌。以 HCC 最多见，大体分型包括巨块型（瘤体直径≥5cm）、结节型（＜5cm）和弥漫型（小癌结节弥漫分布于全肝）。

（2）本病既往多发生于中、老年人，男性较多，近年来，年轻

人发病率上升。

（3）本病早期多无明显症状，晚期有肝区疼痛、腹胀、上腹部包块、消瘦乏力、贫血等症状。

（4）AFP 水平升高。

（5）根据生长特点分为膨胀型及浸润型，前者常压迫周围肝实质形成假包膜。

（6）肿瘤内可有出血和坏死，钙化少见；转移方式以血行转移为主，其次为淋巴转移；转移部位以肺最常见，可有门静脉瘤栓、肝静脉瘤栓及动脉 - 门静脉短路。

（7）小肝癌的定义有多种标准，我国目前采用的标准为单个癌结节最大直径≤3cm，或 2 个癌结节，最大直径总和≤3cm。

（8）纤维板层样肝细胞癌是一种特殊类型的 HCC，年轻人多发，预后较好。

【影像表现】

1. CT 表现

（1）CT 平扫：低密度肿块，可有坏死、出血。多边界不清，根据病灶的不同类型，可分为单发或多发结节或肿块，或弥漫多发小结节。部分病灶所在区域局限性向外突出。

（2）CT 增强扫描：典型者为"快进快出"模式（**图 2-28**）：动脉期明显强化呈高密度，门静脉期及延迟期呈相对低密度。肿瘤周围可见类似平扫及增强表现的子灶。

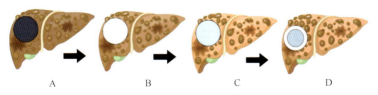

图 2-28 肝细胞癌增强模式

A. 平扫，病灶呈低密度；B. 增强扫描动脉期，病灶明显强化；C. 增强扫描门静脉期，病灶呈相对低密度；D. 增强扫描延迟期，病灶呈相对低密度，边缘可见高密度假包膜

（3）肿瘤血管的显示：动脉期肿瘤实质内线状高密度影，粗细不均，形态不规则，密度接近于同层面肝动脉；或表现为肿瘤邻近肝实质内异常粗大的动脉血管影。尤以巨块型肝癌多见，为诊断的特征性表现之一。

（4）假包膜征：平扫可呈稍低密度透亮带。增强扫描门静脉期或延迟期呈环状高密度影。

（5）动脉-静脉瘘：门静脉主干或其分支于动脉期显影。也可表现为肝实质动脉期楔形或不规则形一过性异常强化。

（6）门静脉癌栓：门静脉内充盈缺损，增强扫描较平扫有强化。

（7）胆管受侵：多发生于肝门区 HCC，表现为胆管内癌栓和胆管扩张。

（8）其他转移征象：如肝内肝转移及肝外肺、肾上腺、腹膜转移；肝门区、腹膜后及心膈角淋巴转移；直接侵犯胆囊、胆管及腹壁等。

2. MRI 表现

（1）平扫：T_1WI 上病灶可呈低信号、等信号或高信号，以中等低信号为主，病理学基础为脂肪变性、出血、糖原贮积或铜沉积。病灶较小者信号多均匀，稍大病灶内可见低信号坏死或高信号出血灶。脂肪变性对 HCC 的诊断具有一定价值，表现为 T_1WI 反相位信号较同相位减低。T_2WI 上肿瘤多为混杂中高信号，少数为等信号。肿瘤 > 3cm 时，信号多不均匀，反映 HCC 内的多种病理变化，包括液化坏死、凝固坏死、出血及脂肪变性等。

（2）增强扫描：动脉期肿瘤明显均匀或不均匀强化，门静脉期和延迟期病灶廓清，病灶呈低信号。

（3）假包膜：T_1WI 上包膜显示率达 80%，表现为低信号；T_2WI 上包膜显示率仅约 40%，表现为低信号或内层低信号、外层高信号；增强后门静脉期或延迟期包膜呈环状强化，可不完整或厚薄不一。MRI 显示假包膜优于 CT，T_1WI 优于 T_2WI。

（4）瘤内分隔：在 T_1WI 及 T_2WI 上表现为低信号，较包膜薄，将肿瘤分为多个区域，不同区域信号可以不相同，MRI 较 CT 显示更佳。

（5）门静脉瘤栓：正常门静脉流空效应消失，可见 T_1WI 低信号、T_2WI 高信号，增强扫描可见强化，瘤栓可累及下腔静脉及肝静脉。

（6）其他：如动脉 - 静脉瘘、胆管受侵及其他转移征象同 CT 表现。

（7）肝特异性对比剂 Gd-EOB-DTPA 增强扫描：肝胆期部分高分化或中分化 HCC 可有摄取而表现为高或等信号，低分化 HCC 及大肝癌在肝胆期呈低信号。

【鉴别诊断】

1. 肝转移瘤　多为环状强化，呈"牛眼征"。乏血供的转移瘤增强扫描后亦呈低密度改变，常多发。增强扫描非坏死区肿瘤组织缓慢强化，而 HCC 为"快进快出"模式。临床原发肿瘤病史及相关血清标志物的检测有助于诊断。

2. 肝海绵状血管瘤　平扫 T_1WI 及 T_2WI 除中央瘢痕外，信号较均匀，增强扫描呈"快进慢出"的强化模式，而 HCC 为"快进快出"模式，二者不同期相 CT 值的变化见图 2-29。

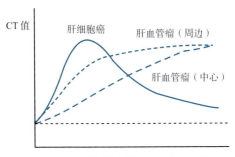

图 2-29　肝细胞癌与肝血管瘤的时间 - 密度曲线

3. 肝血管平滑肌脂肪瘤　肝血管平滑肌脂肪瘤影像表现不含脂肪组织时，部分病灶"快进快出"强化方式容易和肝细胞癌混淆。肝血管平滑肌脂肪瘤患者无肝炎、肝硬化病史，AFP 不高与肝细胞癌有明显区别。肝血管平滑肌脂肪瘤病灶无包膜，且病灶内供血动脉壁光整，而肝细胞癌病灶常见强化包膜，且供血动脉粗细不均、走行杂乱。

4. FNH　CT 平扫病灶密度较均匀，接近正常肝实质，如有中央瘢痕，瘢痕通常较小，为低密度影。MRI 上 T_1WI 呈等或低信号，信号较均匀，中央可见更低信号瘢痕区；T_2WI 呈稍高或等信号，中央瘢痕为更高信号；增强早期显著均匀强化，中晚期呈稍高或等信号，中央瘢痕延迟强化。

5. 肝细胞腺瘤　不伴出血及坏死时，CT 平扫呈均匀低密度影，T_1WI 多呈均匀低信号，T_2WI 呈高信号，合并出血时 CT 密度及 MRI 信号不均匀，增强表现与 FNH 类似，但可见包膜。

6. 肝硬化再生结节　MRI 对此病的诊断价值高于 CT。T_1WI 呈稍高信号，T_2WI 呈稍低信号，增强模式同正常肝组织，小 HCC 为动脉期高强化及门静脉期廓清改变，但是乏血供的小 HCC 与肝硬化再生结节鉴别困难。DWI 具有一定鉴别诊断价值，小 HCC 可有弥散受限改变。

【重点提醒】

（1）HCC 多继发于乙型肝炎、肝硬化等慢性肝病，根据病理类型不同，可表现为肝内单发或多发肿块或弥漫性病灶，边缘模糊或清晰，增强扫描呈"快进快出"模式，部分可见假包膜的典型强化表现；如出现门静脉瘤栓、淋巴结转移等征象，对诊断具有较大价值，需结合病史及其他实验室检查。MRI 较 CT 具有优势。

（2）HCC 的 CT、MRI 表现与其病理变化相关。

1）边缘模糊的原因：①肿瘤边缘缺乏纤维假包膜；②肿瘤呈浸润性生长。

2）强化特点的病理基础：肝脏由肝动脉和门静脉双重供血。HCC 通常是富血供肿瘤，常伴有肝动脉供血增多、门静脉供血减少及离肝分流的增加。动脉期，HCC 主要由肝动脉供血，因而明显强化，肝实质主要由门静脉供血，因而肝实质仅轻度强化，使两者密度/信号差异明显增大，表现为 HCC 动脉期明显强化。门静脉期，大量含对比剂的血液进入肝脏，肝实质明显强化，HCC 内的对比剂廓清，呈相对低密度/信号。

3）假包膜：为肿瘤生长过程中压迫周围肝组织而形成，为 HCC 特征性表现之一，提示肿瘤生长缓慢，常于平扫 CT 呈低密度，T_1WI 呈低信号，动脉期和门静脉期呈低或等密度/信号，延迟期呈高或稍高密度/信号。原因可能为假包膜纤维组织结构较致密，其内血管比较少，血流速率较慢，对比剂流入流出缓慢。

二、肝内胆管细胞癌

【典型病例】

患者，女，72 岁，主因脊柱继发恶性肿瘤就诊（图 2-30、图 2-31）。

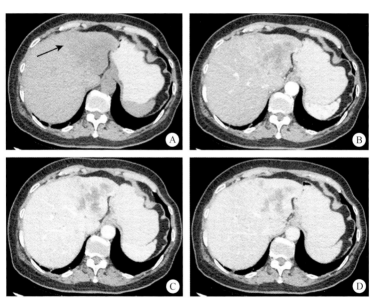

图 2-30 肝内胆管细胞癌（1）

A. 轴位平扫 CT，肝左叶实质内边缘模糊的低密度（黑长箭），内可见片状更低密度，局部肝包膜略有皱缩；B. 增强扫描动脉期，病灶边缘强化，其内低密度影无强化；C. 增强扫描门静脉期，边缘强化范围较动脉期增大、程度增加，中心低密度影仍无强化；

D. 增强扫描延迟期，病灶呈渐进强化

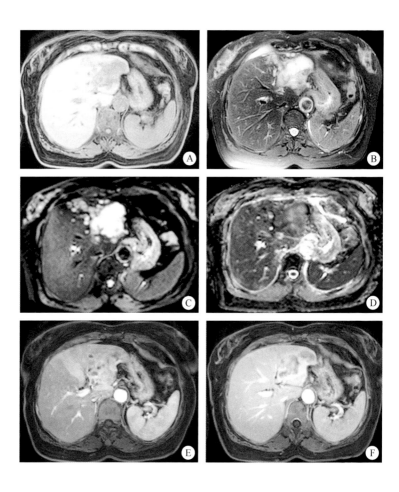

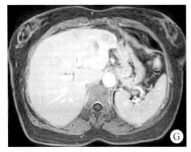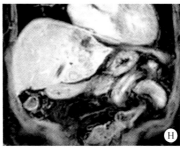

图 2-31 肝内胆管细胞癌（2）

A. T₁WI 平扫，病灶呈不均匀低信号；B. T₂WI 平扫，病灶呈不均匀高信号；C. DWI，病灶呈高信号；D. ADC，DWI 上边缘高信号区信号减低；E. 增强扫描动脉期，病灶边缘强化；F. 增强扫描门静脉期，边缘强化范围较动脉期增大、程度增加；G. 增强扫描延迟期呈延迟强化；H. 冠状位延迟期，强化范围进一步扩大

【临床概述】

（1）肝内胆管细胞癌（intrahepatic cholangiocarcinoma，ICC）是指发生于胆管二级分支以远肝内胆管上皮细胞的恶性肿瘤，也称为周围型胆管细胞癌，占所有胆管细胞癌的 5% ~ 10%，发病率在肝脏原发恶性肿瘤中居第二位。男性发病率略高于女性。

（2）根据肿瘤的生长方式，ICC 分为四型，即外生型（肿块形成型）、胆管周围浸润型、胆管内生长型（图 2-32）、混合型（具有两种及以上类型者）。不同类型的预后不同，外生型最差，胆管内生长型最好，胆管周围浸润型介于二者之间。

1）外生型 ICC：最多见，多位于肝外周，呈膨胀性生长，内部有较多纤维结缔组织，故质地坚硬，色灰白。边界多不规则，呈分叶状。该型肿瘤可通过门静脉系统侵犯肝脏形成瘤周卫星结节，淋巴转移较常见。

2）胆管周围浸润型 ICC：主要沿胆管壁的长轴浸润性生长，并向肝门部侵犯，呈树枝状或长条状，管壁向心性增厚、管腔狭窄。

周围胆管继发扩张，常合并肝内胆管结石。

3）胆管内生长型ICC：呈乳头状、息肉状向管腔内生长，如分泌大量黏液则造成局部胆管显著扩张。通常不侵犯胆管壁和肝实质，淋巴结转移少，恶性程度低，预后好。

（3）ICC发病原因不明，可能与胆管系统的慢性炎症、原发性硬化性胆管炎、华支睾吸虫感染、肝内胆管结石、复发性化脓性胆管炎、胆管畸形、肝纤维化、肥胖、酗酒和理化刺激有关。

（4）临床表现多为非特异性，可为右上腹痛、体重减轻、食欲缺乏、贫血、倦怠等。发病时肿瘤体积多较大，并且可能伴有肝内和（或）淋巴结及远处转移，血行转移较少，预后较差。

（5）ICC常为腺癌，硬化性腺癌最多见。组织学表现为腺样分化或伴有黏液分泌，有丰富纤维基质，瘤体内常见凝固性坏死、透明变性，比肝细胞癌硬。外生型与胆管周围浸润型ICC多为高或低分化的管状腺癌，胆管内生长型ICC多为乳头状腺癌。肿瘤远侧常见胆管扩张。

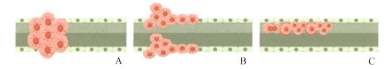

图2-32 肝内胆管细胞癌病理类型示意图

A. 外生型，肿块跨越胆管壁呈膨胀型生长，形成结节状肿瘤；B. 胆管周围浸润型，肿瘤沿胆管壁生长，呈长条状或树枝状，受累胆管壁不规则增厚，管腔狭窄，甚至闭塞；

C. 胆管内生长型，肿瘤早期局限于黏膜层，向胆管腔内生长，形成肿瘤

【影像表现】

1. CT表现

（1）外生型ICC

1）分叶状不规则低密度病灶，偶可呈类圆形，无包膜。

2）边界清晰或模糊，密度均匀或不均匀，不均匀者表现为低密度病灶内可见条索状、分支状更低密度区。偶可见点状或片状高

密度区。

3）病灶周围可见多发大小不等的子灶。

4）病灶邻近的正常肝组织包膜可凹向病灶，即包膜回缩征，较具特征性。

5）增强扫描：典型表现为早期的边缘强化，并随时间推移呈向心性强化，具有"慢进慢出"的特点。延迟期表现较具特征性，强化逐渐向中心延伸填充，中心更低密度区在延迟期可呈相对高密度（图 2-33）。肿块外围胆管扩张，延迟期病灶内出现胆管扩张是其特征性表现，但不常见。病灶周围可见轻度强化。

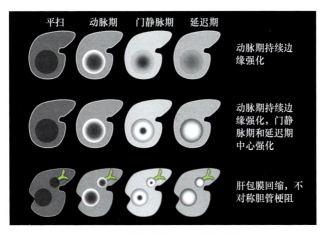

图 2-33　肝内胆管细胞癌强化示意图

（2）胆管周围浸润型 ICC

1）局部胆管壁不规则增厚，管腔狭窄，界限不清，内有时可见软组织成分，远端胆管扩张。

2）增强扫描，表现为树枝状或长条状强化，内软组织成分动脉期轻度强化，门静脉期及延迟期强化。部分病灶边缘偶见点片状高密度结石或钙化影。病灶周围可见轻度强化。

3）肝包膜回缩，因肿瘤内纤维间质较丰富，浸润生长牵拉局部肝包膜，可见肝组织萎缩改变。

4）有时可见肝内胆管结石、慢性胆管炎、原发性硬化性胆管炎等基础疾病的表现。

（3）胆管内生长型 ICC

1）胆管内软组织密度肿块影伴胆管扩张，部分内伴黏液形成。

2）肿块强化特点同外生型 ICC。

（4）混合型 ICC：上述两型或以上混合存在。

（5）淋巴结转移：不同类型的 ICC 均易伴腹腔或腹膜后淋巴结转移，最常见的为肝十二指肠韧带组淋巴结转移，其次为肝总动脉淋巴结转移。亦可伴门静脉主干或分支受侵变细。

2. MRI 表现

（1）外生型 ICC

1）平扫：分叶状或类圆形不规则肿块，边界清晰或模糊，T_1WI 呈低信号，T_2WI 外周呈高信号，中心可见不规则较大 T_2WI 低信号（纤维化），中心亦可见坏死及黏蛋白形成的 T_2WI 高信号。病灶周围可见类似信号的子灶。可见包膜回缩征，肿瘤所在肝组织可萎缩。

2）增强扫描：典型表现为早期边缘轻中度强化，中心低信号区无强化，延迟扫描强化向中心填充，部分病例内可见中心瘢痕，T_1WI、T_2WI 均呈低信号。延迟扫描瘢痕可见强化。肿瘤内凝固性坏死和黏蛋白无强化。肿瘤远侧或病灶内可出现肝内胆管扩张。可见肝包膜回缩征象及病灶所在肝体积缩小。

（2）胆管周围浸润型 ICC

1）长条状或树枝状异常信号，T_1WI 呈不均匀低信号，T_2WI 呈不均匀高信号，低、等混杂信号影，管壁增厚，病灶边界不清，形态不规则，内可见软组织信号影。

2）增强后管壁及软组织信号呈动脉期轻度强化，门静脉期及延迟期强化，伴远侧肝内胆管明显扩张。

3）肝包膜回缩。

4）可伴肝内胆管结石、慢性胆管炎、原发性硬化性胆管炎等基础疾病的表现。

（3）胆管内生长型 ICC

1）胆管内乳头状、分叶状肿物，增强扫描有强化，强化程度稍低于肝实质，可伴延迟期强化。

2）可伴胆管显著囊状扩张，表现为无强化、边界清晰的水样液体信号。

【鉴别诊断】

1. 肝细胞癌　患者有乙型肝炎肝硬化病史，AFP 水平升高，动脉期明显强化，门静脉期或延迟期廓清，可见包膜样表现（表2-4）。

2. 肝转移瘤　患者有原发肿瘤病史，多表现为肝内多发、大小不等圆形、类圆形 CT 低密度灶，MRI 上呈 T_1WI 低、T_2WI 高信号。增强扫描显示环状强化，中央区多见坏死，坏死区无强化，典型者呈"牛眼征"（表2-4）。

表 2-4　肝脏恶性肿瘤鉴别诊断

项目	肝细胞癌	肝转移瘤	肝内胆管细胞癌
临床特征	大多数有肝硬化的相关 CT 表现，AFP 水平升高	原发肿瘤病史	胆管病变，如肝内胆管结石、原发性硬化性胆管炎、慢性硬化性胆管炎等
CT/MRI 平扫	均匀的稍低密度、T_1WI 低、T_2WI 稍高信号，体积较大时可以合并坏死，钙化少见	多发，分布较均匀，可伴钙化，CT 密度较低	不均匀密度/信号病灶内可见分支状低密度扩张的胆管，钙化可见，包膜回缩
CT/MRI 增强	快进快出	"牛眼征"	动脉期、门静脉期轻度强化，延迟期强化；边缘不均匀、不连续环状强化，延迟强化

续表

项目	肝细胞癌	肝转移瘤	肝内胆管细胞癌
门静脉癌栓	可见	不常见	罕见
肝内胆管扩张	罕见	罕见	可见

3. 肝内胆管非肿瘤性疾病 胆管壁不规则增厚、管腔狭窄，远端肝内胆管扩张。鉴别较困难，需结合既往检查，观察有无病灶范围的扩大和梗阻程度的加重。

4. 胆管细胞囊腺癌 需与胆管内生长型 ICC 相鉴别，多不伴胆管扩张。

5. 纤维板层样肝细胞癌 亦可有延迟强化和包膜回缩等征象，但 ICC 常伴发肝内胆管扩张。

6. 原发性硬化性胆管炎 需与胆管周围浸润型 ICC 相鉴别，前者影像学表现为胆管串珠样扩张与狭窄相间，并且常合并 ICC。在动脉期和门静脉期扩张的胆管可能也表现为周边环状强化，延迟扫描可以鉴别扩张的胆管和 ICC，后者表现为延迟强化。

【重点提醒】

（1）ICC 的生长方式不同，其生物学行为、治疗手段及预后均不相同，术前影像学检查可明确 ICC 的形态类型，对临床选择合理的治疗方案及判断预后具有重要意义。

（2）ICC 的强化表现与其病理类型和组织学成分有关。

1）动脉期肿块周边轻度强化，中央无明显强化，随着时间推移，中央呈渐进性强化，其病理基础为肿瘤外周主要由大量恶性肿瘤细胞和少许纤维组织构成，而中央区主要由纤维组织构成，恶性肿瘤细胞在其中分布稀疏。存活的恶性肿瘤细胞是产生肿瘤早期强化的病理基础，而纤维组织是产生延迟强化的病理基础，这是由于对比剂进入纤维组织中相对缓慢，但在其中存留时间较长。

2）肿块周边不规则高增强，而中央低密度/信号区始终呈低增强，无延迟强化。病理上中央低密度区主要由坏死组织和肿瘤细胞分泌的黏液等构成。

3）肿块整体始终无明显强化，仅内部可见轻度线样或网格样强化，病理基础为肿瘤侵犯门静脉，将局部门静脉包埋。

4）动脉期肿块整体明显高增强，而后减退为低增强，组织学表现为大量肿瘤细胞和少量纤维组织，为富血供型 ICC。

（3）ICC 总体表现为肝内浸润性肿块，无包膜。肝包膜回缩，肝叶萎缩，早期肿瘤组织强化，晚期间质强化，从而呈延迟期持续强化，其内及远端肝内胆管扩张，可伴腹腔或腹膜后淋巴结肿大、门静脉受侵，这是 ICC 的典型征象。

【知识拓展】

（1）各型肝内胆管细胞癌的 CT 表现与其病理特点密切相关（图 2-30）。

（2）延迟强化的病理基础：肿瘤中含有纤维组织，对比剂进入纤维间质及从纤维间质廓清缓慢，出现肝内胆管细胞癌"慢进慢出"、延迟强化的特征。延迟期强化范围越大，说明肿瘤内纤维基质成分越多。

混合型肝癌：肝细胞癌和肝内胆管细胞癌并存。

临床特点：兼具两者的特点，但更多表现为肝细胞癌的临床特征。早期可以侵犯门静脉和肝静脉，出现血行转移；可伴有肝内卫星灶。

CT 增强扫描：若肝细胞癌成分稍多，则增强特点倾向于"快进快出"模式，动脉期强化明显，门静脉期密度减低；若肝内胆管细胞癌成分多，则倾向于动脉期轻度强化、延迟强化的特点。若两者成分相近，则兼具两者的强化特点。

三、肝转移瘤

【典型病例】

病例一　患者，女，69 岁，周身疼痛 2 月余，食欲缺乏，消瘦，确诊肝内胆管细胞癌 1 月余（图 **2-34**）。

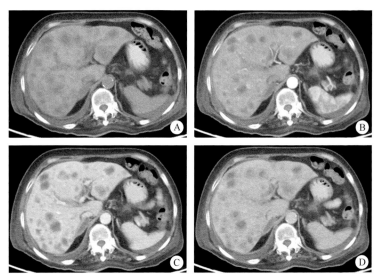

图 2-34　肝转移瘤（1）

A. 轴位平扫CT，肝内多发大小不等类圆形稍低密度灶，边界模糊；B. 增强扫描动脉期，病灶边缘可见强化，中心区未见强化；C、D. 增强扫描门静脉期、延迟期，病灶呈稍低密度影，中心区未见强化

病例二　患者，女，56岁，确诊胰腺神经内分泌瘤转移（图 2-35）。

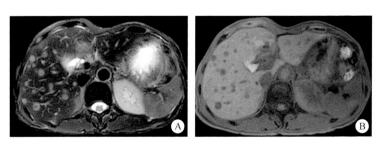

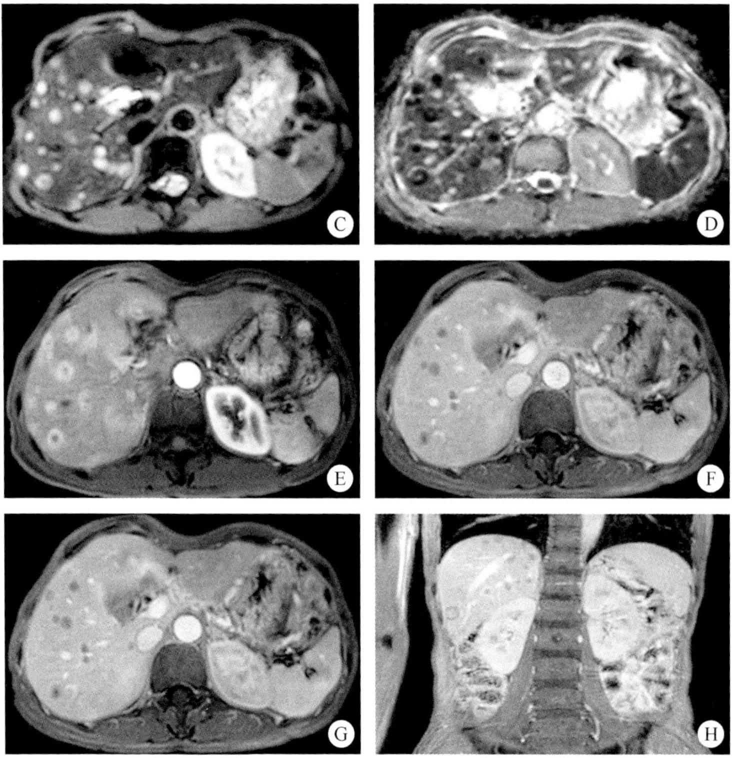

图 2-35　肝转移瘤（2）

A. T₂WI 平扫，肝内多发大小不等类圆形高信号，边界清晰；B. T₁WI 平扫，病灶呈低信号；C. DWI，病灶呈高信号；D. ADC，病灶呈低信号；E. 增强扫描动脉期，病灶边缘可见强化，中心区无强化；F、G. 增强扫描门静脉期、延迟期，病灶呈稍低信号，中心区无强化；H. 冠状位延迟期，同 G

【临床概述】

（1）肝转移瘤为非肝硬化肝脏最常见的恶性局灶性病变，肝脏是转移性病变第二常见的转移部位。

（2）转移途径：血行转移（门静脉系统、肝动脉）、淋巴转移及直接侵犯，血行转移最常见。

（3）肝转移瘤的常见原发肿瘤：成人为结肠癌、胃癌、胰腺癌、乳腺癌、肺癌；儿童多为神经母细胞瘤、肾母细胞瘤、白血病。

（4）转移瘤具有原发肿瘤的病理学特征，血供多来自肝动脉系统。

（5）早期多为原发肿瘤的临床表现，少部分以转移瘤为首发症状；晚期多出现肝脏肿大、肝区疼痛、黄疸、腹腔积液及腹胀等症状。

【影像表现】

1. CT表现

（1）病灶依原发肿瘤不同，生长方式可为膨胀性、浸润性或粟粒性。大小不等，多表现为多发类圆形小结节，仅约10%为孤立病灶。

（2）平扫：大多数为低密度，若伴坏死，于低密度灶内可见更低密度区；钙化少见，多见于结肠黏液癌、胃黏液癌、卵巢癌及肉瘤。

（3）增强扫描：转移瘤的血供特点与原发肿瘤相似。

1）乏血供转移瘤

A. 典型改变为"牛眼征"。病灶中心：无强化低密度区，即坏死液化区；周围环状强化带：肿瘤组织；最外层低密度带：正常肝组织和血管受压后改变。见于胃肠道、肺、乳腺和头颈部肿瘤。

B. 动脉期强化不明显，门静脉期和延迟期实性部分强化，但强化程度低于正常肝实质。较多见于结肠癌、乳腺癌、肾上腺癌和精原细胞瘤。

2）富血供转移瘤：动脉期部分或全部强化，门静脉期仅边缘强化，中心为低密度，边界清晰。常见于肾癌、神经内分泌肿瘤（neuroendocrine neoplasm，NEN）、肉瘤和黑色素瘤等。

3）囊性转移瘤：平扫呈囊性密度，增强后囊壁不均匀强化，内壁欠规则。多为生长较快的肿瘤或囊腺癌转移瘤，常见于卵巢囊腺癌、结肠癌、黑色素瘤、类癌、肉瘤及肺癌等。

2. MRI 表现

（1）优势在于肝脂肪浸润时不影响转移瘤的显示，肿瘤边缘强化显示较 CT 好。

（2）平扫：边缘多清晰，少数模糊。T_1WI 呈低信号，合并出血或瘤内含蛋白质、黏液、黑色素、脂肪时可出现 T_1WI 高信号，转移瘤在 T_2WI 呈高信号，但低于血管瘤及肝囊肿，凝固性坏死、纤维组织或钙化在 T_2WI 呈低信号，液化坏死或水肿可使 T_2WI 信号部分增高。腺癌的转移瘤，在 T_2WI 上可见"靶征"，表现为边缘稍低信号内可见中心更低信号。

（3）增强扫描：包括乏血供、富血供及近似肝脏血供转移瘤三种类型。

1）乏血供：较多见。动脉期，病灶边缘不均匀轻度强化。门静脉期和平衡期，水肿所致低信号边缘清晰显示病灶轮廓。

2）富血供：原发肿瘤为富血供的肝转移瘤，通常表现为动脉期明显而短暂强化，门静脉期和平衡期呈等信号。

3）近似肝脏血供：平扫较增强扫描显示较好。原发肿瘤为结肠癌、甲状腺癌、子宫内膜癌。

4）转移瘤较大时，中心坏死区无强化而表现为不均匀增强。平衡期，可表现为特征性的"靶征""晕轮征"，即边缘信号低于中心信号。

5）Gd-EOB-DTPA 增强扫描，转移瘤不摄取肝胆特异性对比剂，在肝胆期表现为低信号，因此可提高病灶的检出率，尤其对直径小于 1cm 的病灶更为敏感。

【鉴别诊断】

1. 肝血管瘤　强化方式为动脉期边缘结节样、不连续强化，门静脉期、延迟期渐进性强化，中心可见部分强化或无强化的纤维瘢痕。转移瘤可表现为环状强化、"牛眼征"，转移瘤的原发病史有助于二者的鉴别诊断。

2. 原发性 HCC 多有乙肝、肝硬化病史，转移瘤多无此病史；HCC 在 DWI/ADC 病灶全部或部分可见明显弥散受限改变，转移瘤 ADC 值中等；HCC 增强扫描呈动脉期高强化、门静脉期廓清，病灶可见门静脉期 / 延迟期包膜样强化，转移瘤多为环状强化（富血供）或持续低密度。

3. 肝脓肿 增强表现呈双环或三环征，脓液呈 DWI 高信号 / ADC 明显低信号，而转移瘤表现为环状强化，可见"牛眼征"。壁厚薄不均，DWI 上实性部分呈高信号。肝脓肿临床的发热及白细胞升高等感染症状亦有助于二者的鉴别诊断。

【重点提醒】

（1）原发肿瘤病史对肝转移瘤诊断具有重要价值。

（2）典型表现为动脉期强化不明显，门静脉期和延迟期强化；富血供转移瘤动脉期边缘或整体强化，门静脉期及延迟期低密度；"牛眼征"为特征性改变；多发病灶的形态及强化特点均类似。

（3）肝胆特异性对比剂可提高肝转移瘤的检出率，尤其对直径小于 1cm 的病灶更为敏感。

（4）无已知原发肿瘤病史，体积过小而无典型影像特征的肝病变很少为转移瘤。

附：肝脏常见局灶性病变的增强特征（表 2-5、表 2-6）及相关特征鉴别诊断要点。

表 2-5 肝脏常见局灶性病灶的增强特征鉴别要点

	平扫（CT 密度 /MRI 信号）	动脉期	门静脉期（CT 密度 /MRI 信号）	延迟期（CT 密度 /MRI 信号）
HCC	低	均匀强化	相对低	等
肝细胞腺瘤	低	大多均匀强化	等或低	等或低
肝血管瘤	低	边缘结节样强化	部分填充	完全填充

续表

	平扫（CT 密度 /MRI 信号）	动脉期	门静脉期（CT 密度 /MRI 信号）	延迟期（CT 密度 /MRI 信号）
FNH	等 / 低	均匀强化	低	等
肝转移瘤（富血供）	低	均匀强化	低	—
肝转移瘤（乏血供）	低	低密度	低	—
肝囊肿	低	无增强	无强化	—
肝脓肿	低	一过性部分强化	环状强化	—

表 2-6　肝脏常见局灶性病变相关特征

	瘢痕	包膜 / 假包膜	钙化	脂肪	出血	囊性成分
血管瘤	+				+	
FNH	+			+		
肝细胞腺瘤		+		+	+	
HCC	+	+		+	+	+
肝纤维板层细胞癌	+		+			
肝内胆管细胞癌	+		+			
肝转移瘤			+		+	+
肝脓肿						+
肝血管平滑肌脂肪瘤				+		

注：“+”表示存在该征象。

第四节　弥漫性病变

一、脂　肪　肝

【典型病例】

病例一　患者，女，40 岁，左下腹疼痛 1 天（图 2-36）。

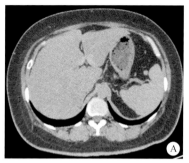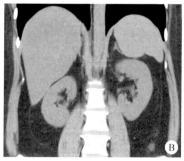

图 2-36　弥漫性脂肪肝（1）

A.轴位 CT 平扫，B.冠状位 CT 平扫，肝实质密度弥漫性减低，低于同层脾脏密度

病例二　患者，男，52 岁，体检发现脂肪肝（**图 2-37**）。

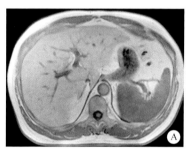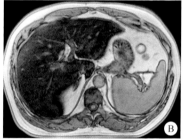

图 2-37　弥漫性脂肪肝（2）

A.同相位，B.反相位，肝实质在反相位上信号显著减低

【临床概述】

（1）脂肪肝为多种因素致脂肪在肝细胞内堆积过多，引起肝细胞脂肪变性。

（2）临床上脂肪肝分为酒精性脂肪肝和非酒精性脂肪肝。前者与长期饮酒有关，后者患者通常无过量饮酒史。如不经治疗，25%脂肪肝会发展为肝纤维化，其中 2% ～ 8% 可发展为肝硬化。

（3）轻度脂肪肝多无临床症状。中重度脂肪肝可有类似肝炎的表现，如食欲缺乏、无力、恶心、呕吐、体重减轻及肝区疼痛不适等。

（4）根据发病范围，脂肪肝可分为弥漫性脂肪肝和局灶性脂肪肝。前者又分为弥漫性均匀性脂肪肝和弥漫性不均匀性脂肪肝。

【影像表现】

1. CT 表现　见**表 2-7**。脂肪肝分度：多依据肝/脾比值进行脂肪肝分度，比值 0.70 ～ 0.99 为轻度脂肪肝，肝实质密度轻度减低，血管模糊影；0.50 ～ 0.69 为中度脂肪肝，肝实质密度中度减低，肝内血管显示欠清（"血管湮没征"）；小于 0.50 为重度脂肪肝，肝内血管较周围肝实质密度减低（"血管反转征"）。

表 2-7　脂肪肝分型及 CT 表现

	弥漫性脂肪肝		局限性脂肪肝
	弥漫性均匀性脂肪肝	弥漫性不均匀性脂肪肝	
病变范围	肝实质密度弥漫性、均匀性减低	肝实质密度弥漫性、不均匀性减低，呈斑片状、扇形或地图样，无占位效应	叶、段及亚段范围内分布的均匀低密度，呈斑形、不规则形斑片状。少数可呈结节状，病灶可单发或多发；无占位效应
CT 密度	平扫 CT 显示肝实质密度减低，低于同层面脾脏密度。肝/脾比值 < 1 或肝脏的 CT 值虽较脾脏高，但 < 50HU		
增强扫描	病灶动脉期及门静脉期改变与正常肝实质相同，其内血管分布正常，无血管推移征象		

2. MRI 表现　病变累及范围分型同 CT。近年来，肝脏 MR 技术发展迅速，较多新技术对评价脂肪肝具有重要优势，对脂肪肝的诊断优于 CT。

（1）常规自旋回波（SE）序列对脂肪肝的敏感度较低，仅少数病例可见 T_1WI 及 T_2WI 上肝脏信号增高。

（2）T_1WI 同、反相位序列，反相位肝实质信号较同相位减低，内可见血管穿行、走行自然。

（3）化学饱和脂肪抑制序列较非脂肪抑制序列信号下降，但是下降程度较反相位低，仅能显示中重度脂肪肝。

（4）磁共振波谱成像（MRS）显示肝脏脂质峰（lip）增高，并可定量分析。

【鉴别诊断】

1. 急性肝炎　需与弥漫性脂肪肝鉴别。急性肝炎肝脏肿大较脂肪肝明显，增强扫描，动脉期无明显异常强化，门静脉期外周强化程度较强，内侧相对较弱，或按叶段分布强化不均，平衡期强化趋于均匀，但肝脏整体强化程度明显减弱，与轻中度弥漫性脂肪肝在 CT 上鉴别困难。MRI 检查脂肪肝 T_1WI 反相位较同相位信号减低，中重度脂肪肝在脂肪抑制序列上信号可减低。临床病史及实验室检查有助于二者的鉴别诊断。

2. 伴脂肪变性的肝脏局灶性病变　如 HCC、血管瘤、FNH 及错构瘤，含脂肪变性的肿瘤内可出现瘤内 T_1WI 高信号。同、反相位有助于鉴别。急性肝炎同、反相位信号无明显改变。而脂肪肝 T_1WI 同相位信号增高，反相位信号均匀下降。

3. 肝局灶性占位性病变　需与弥漫性脂肪肝的正常肝岛鉴别。后者为弥漫性脂肪肝中的正常肝组织，呈相对高密度，边界清晰，常位于近胆囊床、叶间裂处或包膜下，无占位效应。增强扫描可见血管影进入其内，平衡期呈相对等密度。偶有表现为动脉期强化明显，门静脉期及延迟期轻度强化，与肿瘤鉴别困难，MRI 可提供诊断信息，必要时须肝穿刺活检证实。

4. 肝内局限性炎性病变　临床可有症状。平扫亦可表现为片状低密度影，边缘多较模糊，增强后呈环状或结节样强化，强化程度较正常肝组织低。若为肝脓肿，病灶中心坏死呈液性密度，增强后环状强化，病灶内伴积气则可确诊。局限性脂肪肝平扫及增强扫描密度均较均匀，其内肝血管走行自然，无受压移位等表现。

【重点提醒】

（1）平扫肝实质表现为弥漫性均匀、不均匀或局灶性低密度影。

（2）无肝体积的变化及局部形态失常，无占位效应。正常血管影可走行于其中，且无移位。

（3）增强扫描强化模式同正常肝组织。

（4）根据程度不同，轻、中、重度脂肪肝可出现不同的CT表现。

二、肝　硬　化

【典型病例】

病例一　患者，男，78岁，乙型肝炎病史20余年（图2-38）。

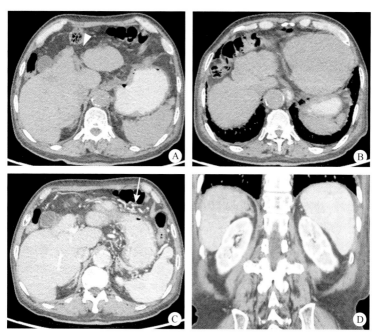

图2-38　肝硬化（1）

A.轴位平扫CT，肝脏形态失常，肝裂增宽（白箭头），实质密度未见异常；B.平扫，肝叶比例失常，肝脏体积缩小，肝脏边缘凹凸不平，呈波浪样改变; C.增强扫描门静脉期，尾状叶增大、胃底、脾周静脉曲张（白长箭）；D.冠状位，脾脏体积增大

病例二　患者，女，72岁，乙型肝炎病史20余年（图2-39）。

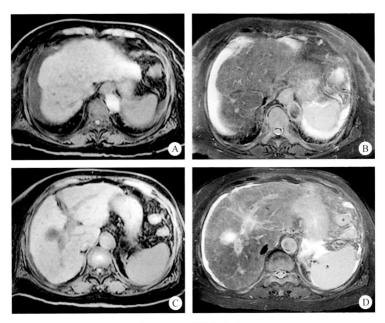

图 2-39　肝硬化（2）

A、B. T$_1$WI、T$_2$WI 平扫，肝脏形态失常，外缘凹凸不平，呈波浪样改变，尾状叶增大，肝裂增宽，肝脏、脾脏周围积液；C、D. T$_1$WI、T$_2$WI 平扫，肝裂增宽，格林森鞘略增厚，胆囊壁增厚、水肿

【临床概述】

（1）肝硬化为各种原因所致的肝细胞变性、坏死、纤维组织增生、肝细胞再生和假小叶形成，引起肝脏结构重建、血液循环异常、门静脉高压等的病理过程。

（2）肝硬化可根据病因进行分类，主要包括乙型肝炎肝硬化、丙型肝炎肝硬化、酒精性肝硬化、原发性胆汁性肝硬化、隐源性肝硬化等。

（3）本病早期无临床症状，随后可出现乏力、厌食、体重减轻等非特异性症状。失代偿期可出现腹腔积液、水肿、消化道出血、肝性脑病、肝肾综合征及肝癌等表现。

（4）实验室检查可有肝功能受损的表现。

（5）本病病理学特征包括肝细胞坏死、纤维化，再生结节。根据再生结节的大小将肝硬化分为小结节性（< 3mm）、大结节性（3mm 至数厘米）及混合型肝硬化。小结节性肝硬化多为酒精性肝硬化，可转变为大结节性肝硬化，大结节性肝硬化多为肝炎后肝硬化。

【影像表现】

1. CT 表现

（1）肝脏形态改变：早期形态变化轻微，可出现肝脏轻度增大；随后可出现肝硬化再生结节、纤维组织增生导致的肝脏结节样改变、外缘凹凸不平、波浪样改变；后期可出现肝叶比例失调，肝裂增宽。肝叶比例失调多表现为尾状叶增大，右叶及左内叶萎缩、左外叶肥大。主要原因为尾状叶的双重血供。肝左内侧段的缩小及肝门区门静脉周围间隙的增宽提示早期肝硬化。胆囊窝脂肪增多也是肝硬化的形态异常之一。

（2）肝脏密度改变：可正常、不均匀减低或部分区域增高。减低的原因为肝组织炎性水肿、脂肪变性；增高的原因为铁质沉着。

（3）肝硬化结节：包括再生结节（regenerative nodule，RN）和不典型增生结节（dysplastic nodule，DN），后者又分为低级别 DN 和高级别 DN。

1）RN：在肝内弥漫性分布，平扫 CT 通常不能显示，或表现为肝实质密度不均匀，若有铁质沉着可表现为平扫高密度结节；增强扫描动脉期无强化，延迟期呈低密度结节。

2）DN：可单发或多发，小的 DN 难以检出，直径达 1cm 及以上的 DN 平扫多为等密度，少数为轻微高密度。动脉期：多数无明显强化，少数可有明显强化，门静脉期呈等密度，延迟期呈低密度。

（4）脾大：对脾大阈值的界定目前尚无统一标准，不同的测量方法有不同的参考值，通常认为：①长径（头尾径）> 12cm（矢状位测量脾门至脾下极），厚度（前后径）＞4cm（轴位脾门层面垂直测量），宽度（内外径）＞7cm（轴位最大横径）；②脾脏体积增大（男性＞300cm³，女性＞280cm³）；③脾下缘超过肝下缘；或④脾脏越过腹中线。

（5）腹腔积液：肝或脾周围、肠间隙内水样密度。

（6）门静脉-体静脉间侧支循环形成：CT 增强扫描显示食管下段、胃底、胃周、附脐静脉曲张，亦可见直肠周围静脉曲张。

2. MRI 表现

（1）肝脏形态改变：同 CT 表现。

（2）肝实质信号异常改变：弥漫性纤维化、铁沉积及脂肪变性可引起 T_2WI 上边界不清的斑片状、薄带状高信号，T_1WI 信号减低；纤维间隔则表现为 T_2WI 相对高信号。融合纤维化表现为 T_1WI 低信号、T_2WI 高信号。

（3）肝硬化结节：小 RN 难以显示，较大 RN 在 T_1WI 上呈等或略高信号，在 T_2WI 上呈等或略低信号，铁沉积的 RN 和 DN 在 T_1WI 和 T_2WI 上均呈低信号。RN 有时在 T_1WI 上呈高信号，反相位信号可能减低。

DN 在 T_1WI 上一般呈等或略高信号，在 T_2WI 上呈等或略低信号，高级别 DN 有时可呈稍高信号，如 T_2WI 上出现"结中结"，为肝脏影像报告和数据管理系统（LI-RADS）上诊断 HCC 的辅助征象。DWI 显示肝硬化结节呈等或略低信号。增强扫描表现同 CT，延迟期可显示强化纤维网格中的低信号结节，较 CT 明显。肝硬化结节如出现信号的改变，如 T_2WI 和 DWI 呈高信号，则高度提示癌变的可能。

（4）增强 MRI：肝硬化结节如出现动脉期强化，则不排除结节癌变。Gd-EOB-DTPA 增强扫描肝硬化结节表现为肝胆期病灶等信号。对比增强 MR 门静脉成像可清晰显示门静脉的全貌及侧支血管情况。

【鉴别诊断】

1. 假肝硬化　一些肝转移瘤化疗后患者，肝脏的影像学改变类似于肝硬化，出现肝脏体积的缩小、肝边缘形态的变化及门静脉高压的改变。需结合临床表现进行鉴别诊断。

2. HCC 需与肝硬化结节进行鉴别。RN、DN 在 T_2WI 很少表现为高信号。HCC 典型表现为动脉期非环状高强化，门静脉期和（或）延迟期廓清，并可见假包膜。MR 的 DWI、Gd-EOB-DTPA 增强扫描及病灶的动态变化亦有助于两者的鉴别诊断。

【重点提醒】

（1）早期肝硬化 CT 表现不明显。

（2）中晚期肝硬化可有特征性改变：肝脏形态失常，肝叶比例失调，CT 密度 /MRI 信号改变，肝裂增宽，脾大，腹腔积液，侧支循环形成等。

（3）对于肝硬化患者的肝硬化结节，要警惕 DN 癌变，与小HCC 进行鉴别诊断。

（4）对于肝硬化背景上的肝脏局灶性病变，可参照 2018 年版LI-RADS 进行判断（见本章第五节表 2-9）。

三、布加综合征

【典型病例】

病例一 患者，男，58 岁，呕血 6 次（图 2-40）。

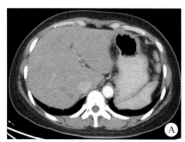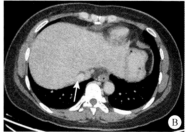

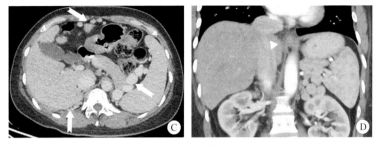

图 2-40 布加综合征（1）

A. 增强扫描动脉期，肝脏强化程度减低、不均匀；B、C. 增强扫描门静脉期肝脏体积增大，下腔静脉受压变窄（白长箭），多发侧支循环开放（燕尾箭）；D. 冠状位，下腔静脉局部变窄（白箭头）

病例二 患者，男，55岁，既往诊断为布加综合征（图 2-41）。

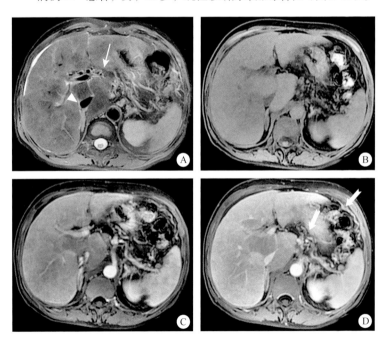

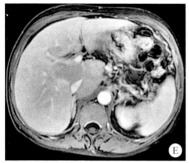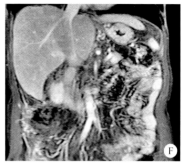

图 2-41　布加综合征（2）

A. T₂WI 平扫，肝脏体积增大，尾状叶显著增大（白长箭），下腔静脉受压变窄（白箭头）；
B. 增强扫描预扫描；C. 增强扫描动脉期，肝实质强化不均匀，近尾状叶区域强化不显
著；D、E. 增强扫描门静脉期、延迟期，肝实质强化不均匀，侧支循环开放（燕尾箭）；
F. 冠状位，下腔静脉变窄，肝脏强化不均匀

【临床概述】

（1）布加综合征（Budd-Chiari syndrome）为各种原因引起的肝
静脉或下腔静脉肝内段部分或完全性阻塞，肝静脉引流障碍导致的
肝脏淤血、出血、坏死或纤维化所引起的淤血性门静脉高压和下腔
静脉高压症候群，为窦后性门静脉高压症。

（2）本病常见原因如下：

1）血液高凝状态（口服避孕药、红细胞增多症引起）所致的肝
静脉血栓形成。

2）静脉受肿瘤的外来压迫。

3）癌肿侵犯肝静脉（如肝癌）或下腔静脉（如肾癌、肾上
腺癌）。

4）下腔静脉先天性发育异常（隔膜形成，狭窄、闭锁）。

（3）本病根据梗阻部位分为肝静脉阻塞型、下腔静脉阻塞型和
混合型。

（4）本病根据病程分为急性期（病程 1 个月以内，临床表现类似急性肝炎）、亚急性期（病程在 1 个月至 1 年以内，腹腔积液、肝大、肝区痛三联征）和慢性期（1 年以上病程，起病缓慢或无明显临床症状）。

（5）本病女性多见，病因复杂，多数不明。

（6）临床表现：肝静脉和下腔静脉阻塞的表现。其中，肝静脉流出道阻塞引起的门静脉高压表现包括肝脾肿大、腹腔积液、肝区疼痛等，重者表现为黄疸、消瘦、呕血、黑便及少尿。下腔静脉肝段阻塞引起的下腔静脉高压表现包括下肢肿胀、浅静脉曲张、小腿色素沉着、溃疡、胸腹壁及躯干浅静脉曲张等。有时虽有阻塞，但因侧支循环建立，也可无临床症状。

【影像表现】

1. CT 表现

（1）肝脏病变表现（表 2-8）

表 2-8　布加综合征肝脏病变的 CT 表现

		急性期	亚急性期	慢性期
肝体积改变		弥漫性增大	早期肝体积轻度增大，6 周后开始缩小，肝尾状叶增大，肝左、右叶缩小	显著增大，肝左、右叶明显缩小
肝实质密度改变	平扫	弥漫性降低，外周为著，尾状叶及中央相对偏高	不同程度的斑片状低密度区	不同程度的斑片状低密度区
	增强	动脉期，以尾状叶为中心的区域强化明显，外周肝实质呈低密度，以后渐进性均匀强化，逐渐形成全肝等密度，即"中心扇样强化"，较具特征性		

（2）肝静脉及下腔静脉改变：门静脉期肝静脉无强化；肝静脉与下腔静脉间的连续性中断；肝段下腔静脉、肝静脉内充盈缺损；尾状叶增大致肝段下腔静脉呈裂隙状改变，阻塞段以下水平下腔静脉扩张。

（3）门静脉病变：肝静脉阻塞型患者肝内门静脉变细、僵直，周围分支减少，较大门静脉分支两侧出现线条状低密度影。门静脉严重受阻患者可继发门静脉和肠系膜上静脉血栓形成。

（4）肝内、外循环侧支静脉形成：单纯性下腔静脉阻塞患者仅见肝外侧支静脉曲张，肝静脉阻塞患者肝内、外侧支静脉均可出现，以副肝静脉扩张、增粗为主。

肝内侧支循环：肝静脉通过包膜下侧支与体循环交通，表现为许多网状迂曲血管沿肝包膜走行，通过膈静脉、腹膜后静脉、肋间静脉等与体循环相通。肝内叶间交通：阻塞的肝静脉血流经侧支引流到未阻塞的肝静脉和副肝静脉。

肝外侧支循环：腰静脉、腰升静脉、奇静脉、半奇静脉、心包膈静脉等与体循环相通，形成广泛的侧支循环。

（5）脾大。

（6）腹腔积液。

2. MRI 表现

（1）肝脏病变表现：

1）肝体积改变：同 CT 表现。

2）肝实质信号改变：急性期，肝实质充血，在 T_1WI 呈等或低信号， T_2WI 上表现为弥漫高信号， DWI 呈高信号，提示细胞水肿，增强扫描损伤的肝实质强化低于周围的正常肝实质；亚急性期或慢性期，因淤血、中央小叶坏死、肝细胞变性及铁含量改变，造成肝信号不均匀，尾状叶的信号改变相对较轻，增强扫描肝实质强化延迟且不均匀，尾状叶强化相对明显，侧支血管的显示更清晰。

（2）肝静脉及下腔静脉改变：肝静脉明显变细或闭塞，或下腔静脉肝内段变窄。管腔内可见充盈缺损。MRA 可清晰、直观显示血栓和肝静脉、下腔静脉阻塞程度，相位对比（PC）MRA 可以确定肝静脉和下腔静脉内有无血流和血流方向。

（3）门静脉病变：同 CT 表现。

（4）肝内、外循环侧支静脉形成：同 CT 表现。

（5）脾大。

（6）腹腔积液。

【鉴别诊断】

1. 肝硬化　患者多有肝炎病史，尾状叶肥大较轻；肝静脉及副肝静脉无异常。布加综合征可出现肝内侧支静脉曲张及肝外体循环侧支静脉曲张，同时可有双下肢静脉曲张及水肿等。

2. 弥漫性肝癌　布加综合征肝内斑片状强化可随时间进展，范围扩大，后期表现为均匀密度，无"快进快出"的强化特点，无门静脉癌栓征象。布加综合征合并肝内结节时，表现为平扫高密度，动脉期强化明显，门静脉期及延迟期呈较高密度，可与肝癌的"快进快出"特点鉴别。

3. 右心衰竭所致肝淤血　肝体积增大，肝叶比例正常。3 支肝静脉可强化且清晰显示，无狭窄变细的表现。

【重点提醒】

（1）布加综合征的直接征象为肝静脉和（或）下腔静脉充盈缺损、狭窄、闭塞。

（2）布加综合征的间接征象为肝大（肝门周围和尾状叶为著），后期肝脏萎缩；平扫肝密度 / 信号不均匀（尾状叶及中央部较肝外周稍高）；增强扫描早期强化不均匀（尾状叶强化较外周明显），后期均匀强化；后期可合并肝硬化改变。

（3）"中心扇样强化"为布加综合征患者较具特征性的强化特征。原因为肝尾状叶静脉直接回流到下腔静脉，不受肝静脉阻塞影响。

若尾状叶肝小静脉阻塞，则无此表现。

（4）肝实质强化规律有助于判断肝静脉阻塞的部位、侧支循环的代偿及肝静脉的引流状况，肝淤血相对较轻、肝静脉通畅及侧支循环代偿较好的部位先强化，肝静脉阻塞区肝实质强化延迟、减低或无强化。

第五节　肝脏疾病影像诊断思路及进展

一、肝脏病变影像诊断思路及鉴别诊断

1. 肝脏病变的影像诊断思路

（1）了解患者的一般信息、临床病史、主要症状、实验室检查结果及既往相关检查。

（2）观察 CT 及 MRI 上肝脏的形态、大小、边缘是否光滑、规则，肝叶比例是否正常，肝裂是否增宽，实质 CT 密度/MRI 信号是否均匀，明确是否存在弥漫性肝病，如脂肪肝、肝硬化、铁沉积等。

（3）对于肝内局灶性病变，首先观察是否有肝硬化改变，其次观察病变的位置、数目、形态、大小、边缘，平扫图像上 CT 密度/MRI 信号图像特征（是否含有脂肪、出血、钙化、包膜或纤维成分），增强扫描各期的强化特点，是否有包膜样表现。MRI 通常较 CT 可以提供更多的病变特征，通过 T_1WI 同、反相位可以判断病变内是否存在脂肪变性、成熟脂肪和铁沉积等改变，DWI 可以为发现病变及判断其性质提供有价值的信息。如局灶性病变是发生在肝硬化基础上，建议按照 LI-RADS 来进一步判断。

（4）通过影像表现，推测其可能的病理学改变，推测疾病性质，结合临床信息及实验室检查结果，最终得出诊断，包括明确性诊断及可能性诊断，并提出可能的相应建议。

2.肝脏病变的鉴别诊断 肝脏病变可分为弥漫性病变和局灶性病变；肝局灶性病变有多种，包括囊性和实性病变，部分病变具有特殊征象，需要综合判断。

（1）囊性病变：单纯肝囊肿、胆管错构瘤、外伤性肝囊肿、胆汁瘤、Caroli病、囊性肝转移瘤、肝脓肿、肝包虫病、胆管囊腺瘤、胆管囊腺癌等。

（2）富血供实性病变

1）良性病变：常见疾病包括FNH、腺瘤、血管瘤、血管平滑肌脂肪瘤、活动期炎性假瘤。

2）恶性病变：常见于HCC、富血供转移瘤、血管肉瘤、部分胆管细胞癌。

（3）乏血供实性病变：多为恶性，转移瘤最常见；10%的HCC为低血供；肝内胆管细胞癌（延迟强化）。

（4）含瘢痕的局灶性肝病：FNH、纤维板层细胞癌、肝内胆管细胞癌、血管瘤。

（5）局灶性脂肪变性：HCC、腺瘤、局灶性脂肪肝。

含脂肪组织的局灶性肝病：血管平滑肌脂肪瘤、包膜下假性脂肪瘤、脂肪瘤或肉瘤、FNH、畸胎瘤、肝脏髓外造血转移瘤（含脂原发瘤）。

（6）病变内出血，常见于肝细胞腺瘤、HCC、转移瘤。急性期在CT上呈高密度；亚急性期及慢性期出血在MRI上显示优于CT，表现为T_1WI高信号。

（7）中央瘢痕，常见于FNH、纤维板层样肝细胞癌、胆管细胞癌、血管瘤；在CT上，瘢痕有时显示为低密度结构；在MRI上，部分瘢痕组织，如纤维板层样肝细胞癌的瘢痕有明显的纤维化变性，在T_1WI和T_2WI上均为低信号；FNH的中央瘢痕在T_1WI

上由于水肿呈高信号；瘢痕在增强 CT 和 MRI 上可无强化或延时强化。

（8）对于表现典型的肝内局灶性结节病变，鉴别诊断大多较容易。而部分病变的 CT 表现具有重叠性、交叉性，因此，需结合患者的临床和实验室资料及其他影像资料进行综合分析、诊断。

二、相关新进展

肝脏影像报告和数据管理系统（LI-RADS）的相关更新。

（1）2011 年 3 月，美国放射学院（America College of Radiology，ACR）发布 LI-RADS，并于 2013 年、2014 年、2017 年和 2018 年分别进行了修正。

（2）主要目的：用于对有 HCC 发展风险的患者未经治疗时的影像学征象进行分类，使放射科医生可以采用同一术语，减少对图像解读的差异和错误，便于各学科沟通和交流。

（3）应用方法：对肝硬化或其他进展为 HCC 危险因素的肝脏影像的每一个结节进行 LI-RADS 分类，进而对每一分类行影像诊断描述。

（4）根据最新的 2018 年版 LI-RADS，肝脏病变可分为以下几类（表 2-9）：LR-NC（无法分类）；LR-TIV（静脉内肿瘤）；LR-1（肯定良性），LR-2（良性可能性很大）；LR-M（HCC 以外恶性肿瘤可能性大）；LR-3（待定），LR-4（HCC 可能性大），LR-5（肯定 HCC）。

（5）LI-RADS 分类主要征象：非环状高强化征象出现与否；直径（无动脉期高强化：< 20mm 或 ≥ 20mm；动脉期非环状高强化：< 10mm、10 ～ 19mm，≥ 20mm）；非边缘廓清；包膜表现；超阈值增长（与基线图像相比，肿块直径在不超过 6 个月内增大超过 5mm）。

表 2-9　2018 年版 LI-RADS CT/MR 诊断思路

HCC 高危人群中未经治疗且未经病理证实的肝内异常发现

　　因图像模糊或不完整而无法分类　⟶　LR-NC

　　明确的静脉内癌栓　⟶　LR-TIV

　　肯定为良性　⟶　LR-1

　　可能为良性　⟶　LR-2

可能或肯定为恶性，但是不具备 HCC 的特征（如"靶征"）　⟶　LR-M

除上述情况外，则使用以下 CT/MR 诊断表

　　不能确定为良恶性　⟶　LR-3

　　可能为 HCC　⟶　LR-4

　　肯定为 HCC　⟶　LR-5

CT/MR 诊断表

动脉期高强化		无动脉期高强化		动脉期非环状高强化		
异常发现的直径（mm）		< 20	≥ 20	< 10	10 ~ 19	≥ 20
其他主要特征数目：强化"包膜"、非边缘廓清、超阈值增长	无	LR-3	LR-3	LR-3	LR-3	LR-4
	1 项	LR-3	LR-4	LR-4	LR-4 / LR-5	LR-5
	≥ 2 项	LR-4	LR-4	LR-4	LR-5	LR-5

（图例：LR-4 / LR-5）

此表格中的分类由其他主要征象决定；如果有强化"包膜"，应归为 LR-4；如果有非边缘廓清或超阈值增长，应归为 LR-5；如果不确定是否存在某个主要征象，则认为无该主要征象。

（6）2018 年版 LI-RADS 的局限性：LI-RADS 在临床中已有较多应用，但仍存在一些局限性，如对于非肝硬化患者适用性不足；对于小 HCC，尤其是直径不超过 1cm 病灶的诊断敏感性不足；对于 HCC 局部治疗后病灶评估，LI-RADS 未提供针对性标准；由于不同经验水平的放射科医生对同一影像学表现可能存在不同的解读标准，致使 LI-RADS 在观察者间的一致性受到影响。此外，LI-RADS 分类中 LR-M

的非肝细胞性恶性肿瘤的鉴别诊断的准确性方面亦存在挑战。

虽然存在不足，但 LI-RADS 仍为 HCC 影像征象描述和诊断报告标准化的重要标志，未来，LI-RADS 将持续更新优化，以改进诊断标准、拓展适用范围。未来的发展方向可能包括整合人工智能，提升影像判读的客观性和一致性；开发智能化报告工具，简化诊断流程，提高临床可操作性；建立大规模数据注册库，促进高质量临床研究；最终转向基于概率的诊断与预后评估体系，实现更加精准的个体化管理。

三、展望——聚焦亚厘米肝癌的诊断

近年，国家卫生健康委员会发布了《原发性肝癌诊疗指南（2024年版）》（简称"2024 新版指南"），该指南总结了全国肝癌领域专家的临床经验与最新研究成果，对 HCC 的影像学诊断进行了重要更新。其中，针对亚厘米肝癌（subcentimeter hepatocellular carcinoma，scHCC）的概念及其早期诊断标准做出了明确规定，为临床和影像科医师提供了更清晰的指引。

scHCC 指的是直径不超过 1cm 的 HCC，其早期发现与及时治疗对于改善患者预后至关重要。2024 新版指南规定，针对 HCC 高危人群，当肝内发现直径 ≤ 1cm 的结节时，诊断 scHCC 的检查方法必须包括 Gd-EOB-DTPA 增强 MRI，并结合动态增强 MRI、动态增强 CT 或超声造影中的至少一项同时呈现典型的影像学特征，方可确诊 scHCC，进入治疗流程。

总体而言，2024 新版指南对 HCC 影像学诊断，特别是 scHCC 的诊断标准进行了重要补充和细化，强调了 Gd-EOB-DTPA 增强 MRI 在早期肝癌检测中的核心作用。该指南体现了当前肝癌诊断向精准医疗发展的趋势，从而推动肝癌的早期发现与治疗，最终改善患者的生存预后。

（赵丽琴　王赢煊　高明子）

第三章

胆道系统

第一节　胆系疾病影像诊断基础

一、影像解剖

1. 胆系的大体解剖（图 3-1）　肝内胆管与肝动脉门静脉的肝内分支相伴行，左外上下段肝管和左内叶肝管在肝门处汇合成左肝管，右前、后叶肝管在肝门静脉右支的前上方汇合成右肝管。左、右肝管于门静脉分叉处的前上方汇合为肝总管，下行于肝十二指肠韧带内。胆囊是位于肝脏后方的梨形囊袋，分为底、体、颈、管四部，颈部连接胆囊管。胆囊管与肝总管汇合成胆总管。胆总管与胰管于十二指肠降部的壁内汇合成肝胰壶腹（Vater 壶腹），开口于十二指肠大乳头。

$$
\left.\begin{array}{l}
\left.\begin{array}{l}
\text{左外上下段肝管} \\
\text{左内叶肝管}
\end{array}\right\} \text{左肝管} \\
\left.\begin{array}{l}
\text{右前叶肝管} \\
\text{右后叶肝管}
\end{array}\right\} \text{右肝管}
\end{array}\right\} \text{肝总管} \\
\left.\begin{array}{l}
\text{胆总管} \\
\text{胰管}
\end{array}\right\} \text{肝胰壶腹，开口于十二指肠大乳头}
$$

胆囊 —— 胆囊管

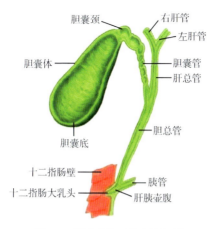

图 3-1 胆道系统正常大体解剖

肝外胆管通常分为四段：肝门段，即左右肝管和肝总管上段；胰上段，进入胰腺之前的胆总管段；胰腺段，穿过胰腺组织的胆总管段；壶腹段，胰腺段以下的胆总管段。

2. 胆系正常 CT 表现 患者，男，71 岁，结肠癌术后 25 天入院行化疗前常规检查（图 3-2）。

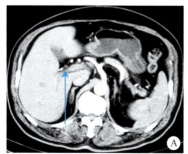
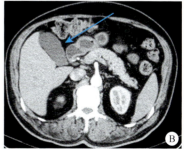

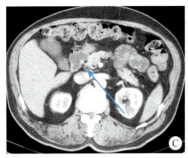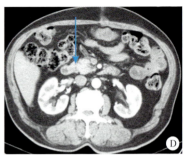

图 3-2　胆系正常 CT 横断面图像

箭头所指处分别代表：肝门处胆管（A）；胆囊（B）；胆总管（胰上段，C）；胆总管开口（D）

肝内胆管与门静脉、肝动脉伴行，肝内胆管分支直径不超过 3mm，左、右肝管在肝门处汇合成肝总管，直径 3～6mm，在肝门处可见三个圆形结构，排列成"米老鼠"头样，肝总管呈环形低密度影在右前方（右耳），肝动脉较细，表现为实性软组织密度影在左前方（左耳），门静脉较粗，表现为软组织密度影位于两者的后方（脸）。胆囊横断面上呈卵圆形或圆形，横径 2.5～3.5cm，胆囊壁薄，厚度 1～2mm，边界清晰，胆汁密度正常接近于水。胆总管直径约 8mm，胆总管经过胰腺组织后在十二指肠壁内与胰管汇合开口于十二指肠大乳头。

3. 胆系正常 MRI 表现（图 3-3）　常采用梯度回波（GRE）T_1WI 和 FSE T_2WI 序列，同时加脂肪抑制技术，可以更清楚地显示脏器轮廓和解剖结构。T_1WI 上胆汁一般呈低或无信号；若胆汁浓缩，水分减少，胆汁可呈稍高信号；若胆管和胆囊腔呈低或无信号，可以显示胆管壁和胆囊壁。在 T_1WI 上扩张的肝内胆管呈较低信号，比肝内血管的信号更低，但胆囊壁常显示不佳，原因是与肝实质之间缺乏对比。T_2WI 上胆汁呈明显高信号，在横断面上胆总管显示非常清楚，但有时不易区分肝内扩张胆管的高信号与肝内血管缓慢的血流高信号。

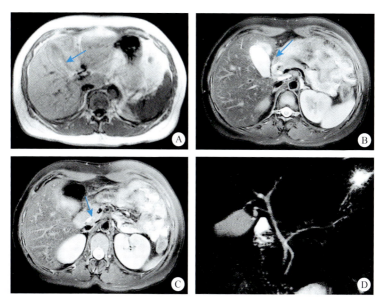

图 3-3 胆系正常 MR 横断面图像

A. T₁WI，胆囊呈高信号（蓝长箭），胆汁浓缩所致；B. T₂WI 脂肪抑制，胆囊呈高信号（蓝长箭）；C. T₂WI 脂肪抑制，显示胆总管胰头段（蓝长箭）；D. MRCP，显示胆囊、肝管、胆总管、胰管

增强扫描 T₁WI 能够较清晰区分强化的胆管壁、胆囊壁及不强化的胆汁，同时能清晰区分肝内血管和胆管。

磁共振胰胆管成像（MRCP）是采用重 T₂ 加权技术使胆汁和胰液等具有较长 T₂ 弛豫时间的含水结构呈明显高信号，而周围肝实质和周围软组织由于 T₂ 弛豫时间较短而呈低信号，血液由于流空现象亦呈低或无信号，无须对比剂而达到胆胰管成像目的的检查方法。MRCP 可清晰显示主胰管、胆囊和胆管，对于胆道系统病变及胰管阻塞性病变有很高的敏感性，尤其是对于诊断胆总管囊肿、硬化性胆管炎等有重要价值。采用三维重建技术，可从不同角度观察胰胆管的形态及解剖关系。由于其无创、无须对比剂等优点，MRCP将在诊断方面部分取代内镜逆行胰胆管造影（ERCP）。

增强 MR 胆管成像（contrast enhanced-magnetic resonance cholangio-graphy，CE-MRC）在特定临床应用中，当使用肝胆特异性对比剂（如 Gd-EOB-DTPA）评估胆管排泄功能时，可称为磁共振胆管功能成像（functional magnetic resonance cholangio-graphy，fMRC）。CE-MRC 胆管期多选择注射对比剂后 40～50min，此时为胆总管内对比剂浓度的高峰，有利于肝外胆管系统的显示。该成像方法不仅能够反映胆管系统的解剖形态，还能提供胆管系统功能方面的信息，为胆管疾病术前的准确定位和手术方案的制订提供重要信息。

二、先天发育异常

胆道系统先天发育异常包括肝内胆管分支变异、胆囊形态变异、胆囊管汇合变异和先天性胆管扩张症，其中以先天性胆管扩张症（先天性胆管囊肿）最为常见。

【典型病例】

病例一　患者，女，51 岁，胆总管囊肿复查（图 3-4）。

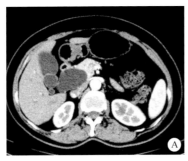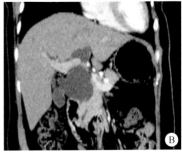

图 3-4　先天性胆管囊肿：Ⅰ型，胆总管囊肿

A. 横断面显示胆总管囊状扩张，肝内胆管未见扩张；B. 冠状面重建显示肝内胆管未见明显扩张，胆总管全部囊状扩张

病例二　患者，男，53岁，因发热入院，超声检查发现肝内多发病变（图3-5）。

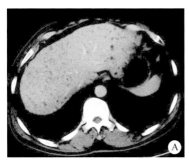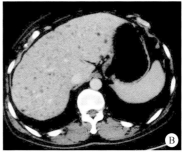

图 3-5　先天性胆管囊肿：V型，Caroli病，肝内胆管多发囊肿

增强扫描示肝内多发类圆形囊样低密度影，边界清晰，与肝内胆管相连，近端大胆管不扩张

病例三　患者，女，43岁，肝内外胆管囊肿复查（图3-6）。

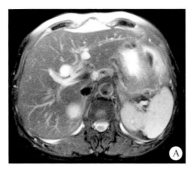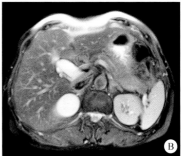

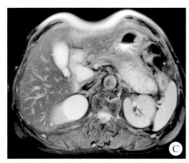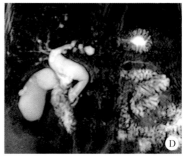

图 3-6 先天性胆管囊肿：Ⅳ型，胆总管囊肿及部分肝内胆管囊肿

A. 横断面 T$_2$WI 示近肝门区肝内胆管局部囊状扩张；B. 横断面 T$_2$WI 示门部胆管扩张；C. 横断面 T$_2$WI 示胆囊层面胆总管明显扩张；D. MRCP 示肝内多个高信号灶，胆总管囊状扩张

【临床概述】

（1）先天性胆管扩张症又称先天性胆管囊状扩张症，是胆管局部或全部呈不同形态的扩张状态，可发生于胆道的任何部位，以胆总管多见。

（2）本病可发生于任何年龄，以婴幼儿多见，成人胆管囊肿占 15%～20%，女性多于男性。

（3）多数学者认为胆胰管汇合异常是该病主要病因之一，与胆胰疾病的发生有密切的关系。

（4）成人患者多表现为右上腹不适和（或）疼痛、黄疸，部分以胆管炎发病，而儿童患者更易出现腹部肿块和黄疸，个别患者没有任何症状和体征，为体检发现。

（5）本病根据囊肿的位置和形态分为 5 型：Ⅰ型（80%～90%），胆总管呈囊状、纺锤状或柱状；Ⅱ型（2%），胆总管的单发憩室；Ⅲ型（1.4%～5%），十二指肠壁内段胆总管呈囊状膨出；Ⅳ型（19%），肝外胆管全部扩张并累及部分肝内胆管，外周胆管表现正常；Ⅴ型，又称 Caroli 病，为肝内胆管多发囊状扩张。

【影像表现】

1.胆管囊肿

（1）胆总管大部或全部扩张，横断面多呈气球状，直径在 4cm 以上，外形光滑，壁薄而均匀，囊内呈均匀低密度。

（2）肝内胆管正常无扩张，胆囊大多表现正常，胰管多无扩张。

（3）增强扫描囊肿密度无变化。

（4）囊肿内可发现结石存留，如并发胆管炎，壁可增厚，囊内密度也可略有增高。

2. Caroli 病　即肝内胆管囊肿（图 3-5）。CT 表现为肝脏内多发沿胆管分布的低密度囊性灶，这些囊性灶与轻度扩张的胆管相通，边界清晰，密度接近于水；部分病例可在囊状阴影内看到小点状或线状软组织影，平扫其密度低于或等于肝实质，增强扫描高于肝实质，即"纤维血管束征"，也称"中央点征"，这是 Caroli 病的特异征象，此点状或线状影为囊肿包绕的肝内伴行门静脉分支。肝外胆管通常无扩张；肝内扩张胆管内可并发单个或多发结石。

3. MRI 表现　MRCP 是先天性胆管扩张的首选检查方法，其诊断胆管囊肿的敏感度为 70% ～ 100%，特异度为 90% ～ 100%。胆总管囊肿多表现为肝外胆管的囊状或梭状扩张，肝内胆管轻度扩张或不扩张。扩张的胆管边缘清晰，由于其内含胆汁，T_1WI 呈低信号，T_2WI 呈高信号。部分病例其内胆汁淤积，呈胆泥样改变或合并结石，T_2WI 呈不均匀混杂信号或在高信号背景中见多个低信号的充盈缺损。胆总管下端壶腹部囊肿呈水母头样。Caroli 病的"纤维血管束征"在 MRI 上有特征性表现，即 T_1WI 和 T_2WI 上为点状的流空信号，增强后明显强化。

【鉴别诊断】

（1）Caroli 病需与肝内多发囊肿鉴别，肝内囊肿与小胆管不相连，且肝内多发囊肿无"中央点征"；有时需与多发性肝脓肿鉴别，后者脓肿壁可与胆管相通，但其脓肿壁厚，有强化。

（2）胆总管囊肿需与胰腺囊肿相鉴别，胆总管囊肿呈梭形或囊状扩张，胰腺囊肿患者通常有胰腺炎病史，胆总管不扩张或呈柱状扩张。

【重点提醒】

肝内胆管囊状或梭状扩张，与小胆管相连，应考虑肝内胆管囊肿（Caroli 病）；肝外胆管囊状或梭状扩张，肝内胆管轻度扩张或不扩张，肝内外胆管扩张不成比例，应首先考虑胆总管囊肿。

【知识拓展】

成人的胆管囊肿易合并胆管结石，文献报道占 20% ～ 57%，且结石易诱发胆源性胰腺炎、胆管炎等。结石的存在可能是胆管肿瘤的诱因，同时，结石的存在往往会掩盖肿瘤的存在，CT 检查时需注意。成人的胆管囊肿发现局部胆管壁增厚，要高度怀疑合并胆管癌。

第二节　胆系炎症

一、胆　囊　炎

【典型病例】

病例一　患者，男，52 岁，上腹痛 10 余天（图 3-7）。

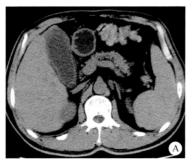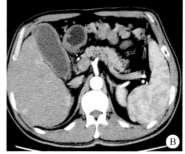

图 3-7　急性胆囊炎

A. 平扫显示胆囊体积增大，胆囊壁增厚；B. 增强扫描动脉期显示胆囊壁强化

病例二　患者，男，82岁，因咳嗽、发热3天（图3-8）。

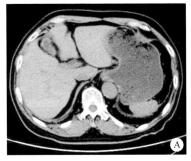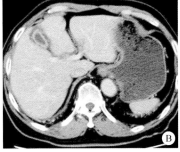

图 3-8　慢性胆囊炎

A. 胆囊体积缩小，胆囊壁增厚，胆囊壁毛糙；B. 增强扫描示胆囊壁环状强化，周围见少许渗出

病例三　患者，男，65岁，反复发热、消瘦5月余（图3-9）。

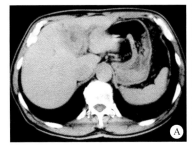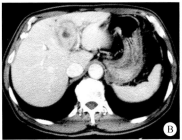

图 3-9　黄色肉芽肿性胆囊炎继发感染伴微脓肿形成

A. 平扫横断面示胆囊壁不规则增厚，肝内胆管略扩张；B. 增强后门静脉期图像示胆囊壁中等程度强化、较均匀，与周围组织分界尚清，增厚的胆囊壁内可见低密度区

病例四　患者，女，50岁，反复腹痛1个月（图3-10）。

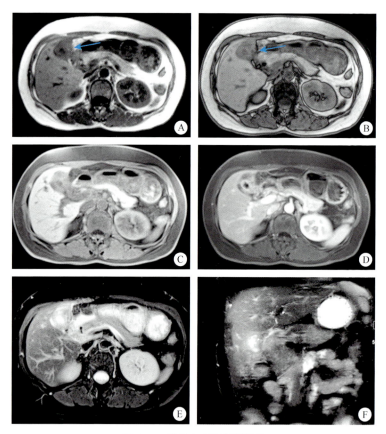

图 3-10   黄色肉芽肿性胆囊炎

A. T$_1$WI 正相位示胆囊体积缩小、壁厚，内侧壁内见多个小圆形含脂高信号影（蓝长箭）；B. T$_1$WI 反相位示内侧壁正相位高信号区呈低信号（蓝长箭）；C. T$_1$WI 示胆囊壁不均匀增厚，内侧壁见小点状低信号；D. T$_1$WI 增强扫描动脉期示胆囊壁强化，黏膜层强化明显，内侧壁较厚，强化程度略低于黏膜层；E. T$_2$WI 示胆囊壁不均匀增厚，增厚的内侧胆囊壁内见小点状 T$_2$WI 低信号影；F. MRCP 示胆囊内侧壁凹凸不平

【临床概述】

（1）胆囊炎分为急性和慢性，急性胆囊炎常由于结石嵌顿，临床表现为急性发作性右上腹痛，伴有畏寒、高热，墨菲征阳性。

（2）慢性胆囊炎可由反复发作的急性胆囊炎发展而来，且常合并胆囊结石。

（3）黄色肉芽肿性胆囊炎是一种以良性、慢性胆囊炎症为基础，伴以泡沫细胞为特征的黄色肉芽肿形成及重度增生性纤维化的破坏性炎性病变。胆囊炎症扩展至罗 - 阿窦引发溃破，其内胆汁和黏蛋白释放，浸润胆囊壁；胆汁和黏蛋白进一步降解为胆固醇及脂质，被巨噬细胞吞噬后形成泡沫细胞，同时伴慢性炎症反应及重度增生纤维化；在胆囊壁内形成黄色肉芽肿，可浸润邻近组织。部分患者伴有 CA19-9 水平升高，术前易误诊为胆囊癌。

【影像表现】

1. X 线表现　多数为阴性，但可排除胃肠穿孔、肠梗阻等急腹症。

2. CT 表现

（1）急性胆囊炎：表现为胆囊增大，直径常 > 50mm；胆囊壁增厚呈弥散性、向心性，增厚超过 3mm，增厚的胆囊壁呈分层状强化；胆囊周围积液、脂肪密度增高。常合并胆囊结石和胆总管结石。胆囊坏死可见胆囊壁连续性中断。气肿型胆囊炎可见胆囊壁内或胆囊内有气体。胆囊穿孔直接穿入肠腔可引起胆囊肠瘘，大多为胆囊十二指肠瘘，少数为胆囊结肠瘘，胆囊结肠瘘可引起胆汁酸腹泻，部分会发生结石性肠梗阻。

（2）慢性胆囊炎：多表现为胆囊缩小，胆囊壁较均匀增厚，可有钙化。

（3）黄色肉芽肿性胆囊炎（图 3-9）：胆囊壁弥漫性或局限性增厚，黏膜线完整且明显强化。增强 CT 示胆囊壁的黏膜层和浆膜层出现明显强化，而中间肌层强化较弱而呈"夹心饼干"状。增厚的胆囊壁内可见大小、数目不等低密度结节。增强扫描胆囊壁内低密度结节不强化（因为其主要由不溶性胆固醇、脂质及巨噬细胞构成），是黄色肉芽肿性胆囊炎的特异性 CT 表现。

3. MRI 表现

（1）急性胆囊炎、慢性胆囊炎：胆囊体积增大，胆囊壁增厚。胆囊壁因水肿表现为 T_1WI 低信号、T_2WI 高信号。胆囊腔内胆汁含水量增加，T_1WI 呈低信号、T_2WI 呈高信号。MRCP 对于胆道结构的显像有利于手术前的规划。

（2）黄色肉芽肿性胆囊炎：胆囊壁弥漫性 / 局限性均匀或不均匀增厚，增厚囊壁内见多发"憩室样"扩大罗 - 阿窦，壁内结节 T_1WI 呈低信号、T_2WI 呈高信号或稍高信号，含有脂肪信号则 T_1WI 呈高信号、T_2WI 呈低信号，诊断较容易，增强扫描不强化。炎症累及肝组织表现为病变与肝脏分界不清，周围脂肪间隙模糊，增强扫描肝组织可表现为高强化或低强化，局部血供增多而表现为高强化，局部肝组织水肿则表现为低强化。

【鉴别诊断】

慢性胆囊炎、黄色肉芽肿性胆囊炎与厚壁型胆囊癌相鉴别时，胆囊黏膜线是否完整具有重要鉴别意义，见本章第四节"一、胆囊癌"。

【重点提醒】

胆囊壁增厚较均匀，伴周围渗出，并结合临床表现，胆囊炎比较容易诊断。

【知识拓展】

胆囊炎首选影像学检查为超声。许多肝脏实质性疾病，如慢性肝炎、肝硬化等，也可出现胆囊肿大、胆囊壁水肿增厚、胆囊周围积液等异常改变，需注意与胆囊炎相鉴别。黄色肉芽肿性胆囊炎以胆囊慢性炎症为基础，同时伴黄色肉芽肿形成的具有破坏性的炎性病变。由于本病主要表现为胆囊壁增厚，因此术前常误诊为浸润性胆囊癌。

二、胆囊息肉样病变

【典型病例】

病例一　患者，女，45岁，超声发现胆囊息肉及胆囊结石（图3-11）。

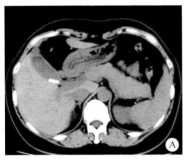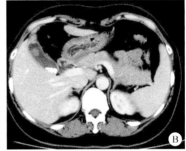

图3-11　胆囊腺瘤性息肉、胆囊腺肌症、胆囊结石

A.平扫胆囊颈部见串珠样高密度影，腔内远段可见结节状密度稍高于胆汁的病灶，另见胆囊底部局部壁厚，呈外突结节样；B.增强扫描胆囊腔内结节灶略强化，直径约1.4cm，胆囊底部壁及外突结节见较明显强化

病例二　患者，男，36岁，超声发现胆囊息肉（图3-12）。

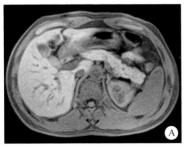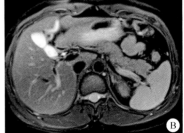

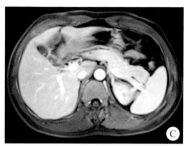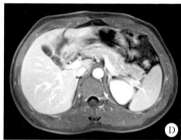

图 3-12　胆囊胆固醇息肉

A. T$_1$WI 胆囊腔内胆汁呈稍高信号；B. T$_2$WI 胆囊外侧壁见稍低信号斑点影，呈悬空状排列；C. 增强扫描动脉期胆囊侧壁见小斑点状强化；D. 增强扫描延迟期胆囊侧壁小斑点持续强化

病例三　患者，男，36 岁，超声发现胆囊息肉（图 3-13）。

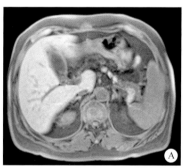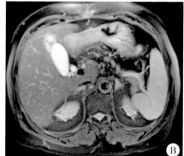

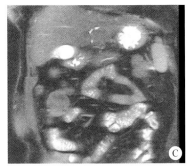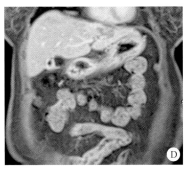

图 3-13　胆囊底局限型腺肌症

A. T$_1$WI 胆囊底部外突小囊袋影；B. T$_2$WI 胆囊底部外突囊袋影；C. 冠状位 T$_2$WI 示胆
　囊底部外突囊袋影；D. 冠状位增强扫描延迟期胆囊底部外突小囊袋影环状强化

【临床概述】

（1）息肉是指向胆囊腔内突出或隆起的病变，可分为非肿瘤性息肉（包括胆固醇息肉、炎性息肉、胆囊腺肌症）和肿瘤性息肉（包括腺瘤、平滑肌瘤、脂肪瘤、血管瘤、神经纤维瘤等），其中腺瘤是公认的癌前病变。

（2）早期往往无任何症状，大多数患者由超声检查发现；少数患者可有右上腹疼痛，恶心、呕吐，食欲减退。

（3）胆囊腺肌症是一种以胆囊腺体、肌层慢性增生，同时伴有黏膜上皮陷入肌层而形成罗 - 阿窦为特征的非炎症性、非肿瘤性良性疾病。

【影像表现】

1. X 线表现

（1）胆囊胆固醇息肉：胆囊造影示胆囊腔内多发附壁充盈缺损。

（2）胆囊腺肌症：胆囊造影示弥漫型胆囊腺肌症呈胆囊壁内珠链样改变，节段型胆囊腺肌症见胆囊呈葫芦状或哑铃形，局限型胆囊腺肌症见胆囊底部局限性增厚或结节状充盈缺损。

2. CT 表现

（1）胆固醇息肉：呈球形、桑葚状或乳头状，有蒂或基底较窄、表面光滑，一般多发，体积小，通常直径小于 10mm，可见于胆囊任何部位。胆囊壁无增厚。平扫时常因病灶较小，病灶与胆汁密度差异小而较难发现，CT 增强扫描动脉期无明显强化，门静脉期轻度强化。

（2）炎性息肉：多合并胆囊结石，CT 表现与胆固醇息肉相似，合并结石，增强扫描动脉期无明显强化，门静脉期轻度强化，较胆固醇息肉稍明显。

（3）胆囊腺肌症（图 3-14）：以胆囊黏膜过度增生、肌层肥厚、壁内憩室（罗 - 阿窦）形成为特征，胆囊壁呈弥漫性、节段性或局限性增厚，胆囊壁内见多发小憩室，可与胆囊腔相通。①弥漫型胆囊腺肌症：胆囊壁增厚欠均匀，囊腔内面轮廓不整，壁内见多个罗 - 阿窦，部分与囊腔相通；②局限型胆囊腺肌症：胆囊底部呈帽状增厚，多向外凸出，囊腔内面较光整；③节段型胆囊腺肌症：胆囊壁节段性增厚，胆囊缩窄变形，远端囊腔内可伴有小结石。CT 增强动脉期病变区域的黏膜层及黏膜下层明显强化，门静脉期和延迟期强化逐渐向肌层、浆膜层延展，各型增厚的壁内可见小囊状低密度无强化罗 - 阿窦。

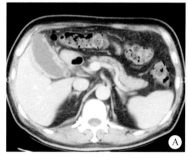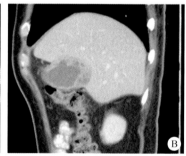

图 3-14　胆囊腺肌症

A. 增强扫描示胆囊壁增厚，其内见类圆形低密度灶；B. 矢状位重建示胆囊底部壁不均匀增厚，其内见多个类圆形低密度灶

（4）腺瘤样息肉：目前已被公认为癌前病变，多表现为乳头状不规则形或团块状结节，基底较宽，一般直径大于胆固醇息肉，但多 < 1.5cm；增强扫描动脉期无明显强化，门静脉期多轻度均匀强化，CT 值较平扫增高 15 ～ 20HU，平衡期 CT 值逐渐减低。

3. MRI 表现

（1）胆囊胆固醇息肉：T_2WI 以等信号为主，可见"悬空征"，即病灶位于胆囊一侧壁，呈反重力作用方向分布（图 3-12）。

（2）胆囊腺肌症：典型 MRI 表现为增厚的胆囊壁及壁内点状或小囊状高信号。MRCP 示增厚的胆囊壁内多个小圆形高信号，即"珍珠项链征"，为 MRCP 的特征性表现。

【鉴别诊断】

良性胆囊息肉增强扫描动脉期病灶无明显强化，静脉期轻度强化，较平扫 CT 值增高 10HU 左右，胆囊壁均匀强化呈蛋壳样；而恶性胆囊息肉样病变动脉期明显强化，静脉期进一步强化，一般静脉期较平扫 CT 值增高 30HU 左右。

【重点提醒】

由胆囊壁向囊腔内突出的局限性隆起性疾病，直径 < 1.5cm，应考虑胆囊息肉样病变。

【知识拓展】

超声是胆囊息肉样病变首选的、最主要的诊断方法，在胆汁充盈良好的情况下，超声对息肉有较高的显示率，因而对较小息肉的诊断优于 CT 检查；超声对胆固醇息肉、慢性厚壁胆囊、胆囊腺肌症的鉴别能力均明显优于 CT 增强检查。恶性肿瘤的风险与息肉大小有关，直径 > 20mm 的息肉，100% 为恶性；10 ～ 20mm 息肉，43% ～ 77% 为恶性；< 10mm 息肉，94% 为良性。

第三节 胆系结石

【典型病例】

病例一 患者，男，52 岁，上腹痛半天（图 3-15）。

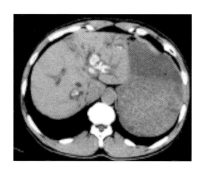

图 3-15 胆道结石（1）

CT 平扫显示左右叶肝内胆管均见扩张，肝内胆管内见铸型及
结节状高密度结石影，左叶明显

病例二 患者，男，90 岁，腹痛 5 天（图 3-16）。

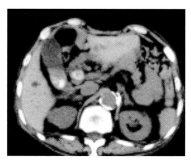

图 3-16 胆道结石（2）

胆囊增大，胆汁分层，胆囊颈部见不均匀高密度影，胆总管增宽，
下段见环状高密度影

病例三　患者，男，52 岁，上腹痛半天（**图 3-17**）。

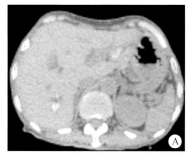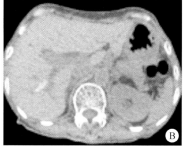

图 3-17　肝内胆管结石

CT 平扫显示肝内胆管扩张，其内见多发结节状、铸型高密度影

【临床概述】

（1）胆系结石可引起胆系梗阻、继发感染、胆源性胰腺炎和继发肝细胞损害。临床上，当肝外胆管结石阻塞胆管并继发感染时，患者可能出现沙尔科（Charcot）三联征，即腹痛、寒战、高热和黄疸。

（2）按胆石成分，胆系结石可分为胆固醇类结石（胆固醇含量占 80% 以上）、胆色素类结石（胆固醇含量占 25% 以下）及混合类结石（胆固醇含量占 55%～70%）。

【影像表现】

1. X 线表现

（1）阳性结石：X 线平片能发现胆囊的阳性结石，即胆色素类结石和混合类结石。胆色素类结石表现为右上腹大小不等的类圆形高密度影（**图 3-18**），而混合类结石表现为右上腹边缘高密度、中间低密度的环形、多角形影。胆囊内多发结石聚集时可表现为"石榴籽样"异常密度影。

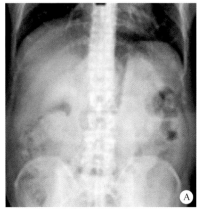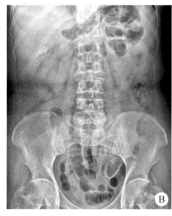

图 3-18 胆囊结石

A. 右上腹胆囊区见类圆形高密度影；B. 右上腹胆囊区见多发结节状高密度影聚集

（2）阴性结石：即胆固醇类结石，结石不含钙质成分，在 X 线片上不显影。

（3）胆管结石 X 线片不易显示。

2. CT 表现

（1）肝内胆管结石

1）多表现为沿胆管走行分布的点状、结节状、管状、铸型高密度影。泥沙样结石仅表现为扩张胆管内的 CT 值高于胆汁。

2）结石较大时，结石近端胆管一般均有不同程度的扩张，扩张多局限于一、二级分支，而末梢胆管因炎性纤维化而无明显扩张。

（2）胆囊胆石（**图 3-19**、**图 3-20**）

1）胆固醇类结石：胆囊腔内等密度或低密度充盈缺损，CT 值在 40HU 以下。

2）胆色素类结石：胆囊腔内高密度影，CT 值在 50HU 以上，结石形态、大小及数量各异，泥沙样结石常呈片状沉积在胆囊下部。

　　3）混合类结石：胆囊腔内环形异常密度影，中间为低密度，周围为环形高密度。

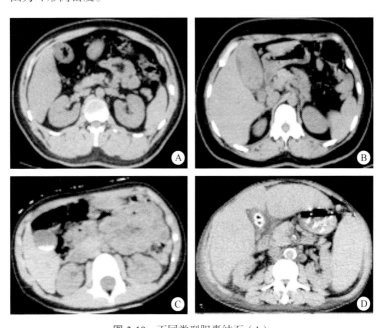

图 3-19　不同类型胆囊结石（1）

A. 胆囊内低密度结石；B. 胆汁淤积伴多发等密度结石；C. 胆囊高密度泥沙样结石；
D. 胆囊内环形结石

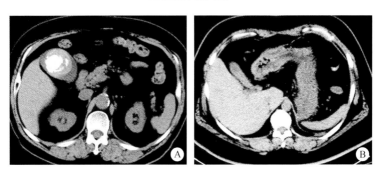

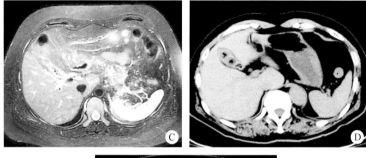

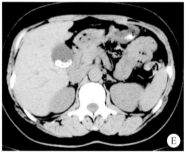

图 3-20　不同类型胆囊结石（2）

A. 胆囊内见不均匀高密度影；B. CT 平扫示胆囊内未见明显结石影；C. MRI T$_2$WI 序列示胆囊内串珠样低信号影（B、C 为同一病例）；D. 胆囊内见多个类圆形低密度影；

E. 胆囊内多发环形结石

（3）肝外胆管结石：肝外胆管内异常高密度影，结石较大伴胆管梗阻或不全梗阻时，结石以上肝内胆管可有不同程度扩张，可表现为以下四种形式（图 3-21）。

1）类圆形的高密度结石位于肝外胆管管腔的中央，周围环绕低密度胆汁，称为"靶征"，多为单发结石。

2）肝外胆管内由高密度结石占据管腔的大部分，且紧贴一侧管壁，周围由低密度胆汁形成新月样透亮区，称为"新月征"。

3）由高密度结石充满肝外胆管的管腔，无低密度胆汁相衬，常伴有肝内外胆管扩张。

4）肝外胆管内有中心低密度、边缘高密度的结石影，低密度区中心散在点状高密度。

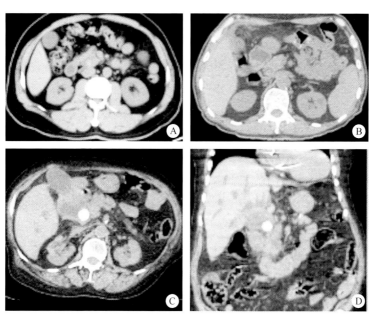

图 3-21　肝外胆管结石

A. 胆总管内类圆形高密度影，周围环绕低密度胆汁；B. 胆总管结石紧贴一侧管壁；

C、D. 胆总管结石并低位胆道梗阻

3. MRI 表现（图 3-22）

（1）结石在 T_1WI 序列的信号表现与结石成分有关，可表现为低信号、高信号或混杂信号，不同成分的结石在 T_2WI 序列均表现为低信号。

（2）MRCP 表现为胆囊腔或胆管内类圆形充盈缺损。胆管结石常伴有结石近端胆管扩张。

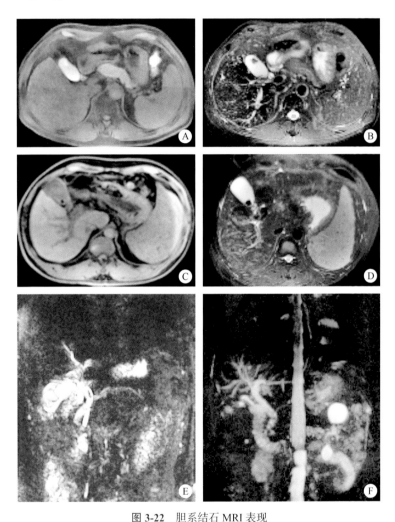

图 3-22　胆系结石 MRI 表现

A、B. 胆囊结石表现为 T_1WI 高信号、T_2WI 低信号；C、D. 胆囊结石于 T_1WI 和 T_2WI 均表现为低信号；E. MRCP 示胆总管单发结石；F. MRCP 示胆总管多发结石并其近端肝内外胆管轻度扩张

【鉴别诊断】

胆总管下段等密度结石需与胰头癌、胆总管癌、壶腹部癌、胰腺炎等相鉴别：CT/MRI 增强扫描，结石无强化，而胆管癌、壶腹部癌病灶有强化表现，甚至胆总管下段不规则增厚、管腔狭窄；胰头癌引起胰头增大、胰管扩张、胰腺体尾部萎缩及转移征象等（请参见本章第四节表 3-3）。

【重点提醒】

CT 平扫示胆系内高密度或低密度类圆形、边界清晰的结节影，或 MRI T_2WI 序列低信号结节影多为结石，容易诊断。

【知识拓展】

（1）CT 检出结石的准确性与结石的成分有关，CT 平扫对等密度结石及泥沙样结石的检出率低。

（2）胆总管结石大部分发生于中下段，由于胰头、十二指肠及胆管本身等结构的影响，即使是高密度结石，在常规 CT 上也未必能明确诊断，需要进行薄层扫描并做多平面重组。

（3）能谱 CT 低 keV 单能量图像及基物质成像（水基图或脂基图）能够发现等密度结石。

（4）MRI+MRCP 可清楚显示结石的部位、数量、大小，以及胆管扩张程度，对等密度肝外胆管结石（特别是位于胆总管下端的结石）的检出率明显高于 CT。

（5）胆囊管、胆囊颈或哈特曼（Hartmann）囊（囊状扩张的颈部，又称胆囊壶腹）结石嵌顿，导致肝总管部分或完全受压，继发肝内胆管扩张，称为米里齐（Mirizzi）综合征。

第四节　胆系肿瘤

一、胆　囊　癌

【典型病例】

患者，男，61 岁，体检发现胆囊占位 2 个月（图 3-23）。

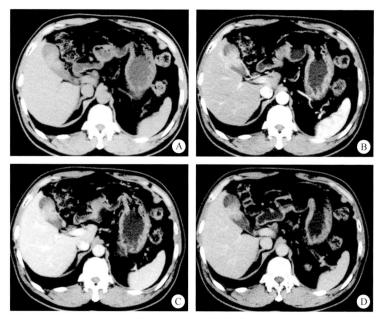

图 3-23　腔内型胆囊癌

A. 平扫胆囊腔内见不规则软组织肿物；B. 增强扫描动脉期可见肿物明显强化；

C、D. 门静脉期及平衡期显示肿物强化减低，内侧壁受牵拉凹陷

【临床概述】

胆囊癌指发生于胆囊（包括胆囊底部、体部、颈部及胆囊管）的恶性肿瘤。我国胆囊癌发病率占同期胆道疾病的 0.4% ～ 3.8%，居消化道肿瘤第 6 位，胆囊癌患者 5 年总体生存率仅为 5%，早期临床症状和体征缺乏特异性，起病及病情进展隐匿，早期诊断困难，确诊时多已晚期，易直接浸润肝脏和发生肝门部淋巴结转移，导致手术根治切除率低，预后较差，5 年生存率为 19.2%。

【影像表现】

1. CT 表现

（1）直接征象

1）肿块型胆囊癌（图 3-24）：最常见，为胆囊区的软组织肿块，

胆囊腔显示不清，动脉期多明显强化，常伴邻近脏器的直接侵犯。

2）厚壁型胆囊癌（图3-25）：胆囊壁局限性或弥漫性不规则增厚，黏膜常有中断、破坏、壁僵硬。

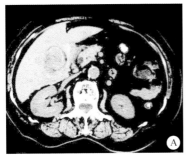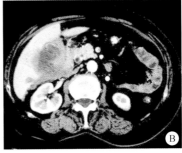

图3-24　肿块型胆囊癌

A. 胆囊区见软组织肿块，胆囊部分显示不清；B. 增强扫描动脉期胆囊区软组织肿块不均匀强化，中央见不规则的胆囊腔，其内胆汁和坏死液化组织未见强化

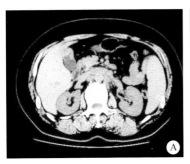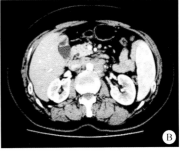

图3-25　厚壁型胆囊癌

A. 平扫胆囊底部壁明显不均匀增厚；B. 增强动脉期胆囊底部增厚的壁不均匀强化，腹膜后见多发肿大的淋巴结

3）结节型胆囊癌：乳头状或菜花样肿瘤由胆囊壁凸入胆囊腔内，结节基底部囊壁可浸润增厚。

一般认为，结节型、厚壁型属于胆囊癌的早期表现，肿块型为晚期表现。

（2）肝脏侵犯和淋巴结肿大是最常见的间接征象（**图 3-26**、**图 3-27**）。

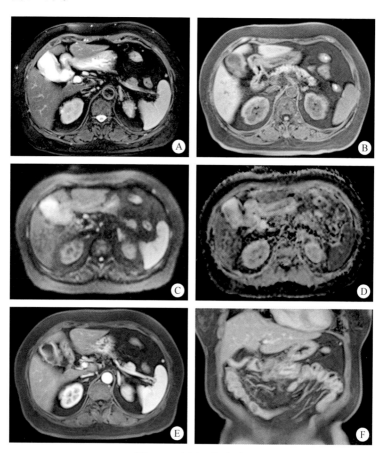

图 3-26　厚壁型胆囊癌

A. T₂WI 平扫，胆囊壁明显不均匀增厚；B. T₁WI 平扫，胆囊壁明显不均匀增厚；C. DWI，胆囊呈明显高信号；D. ADC，胆囊壁见条片状低信号；E. 增强动脉期，胆囊底部增厚的壁不均匀强化；F. 冠状位示胆囊底部壁不均匀增厚

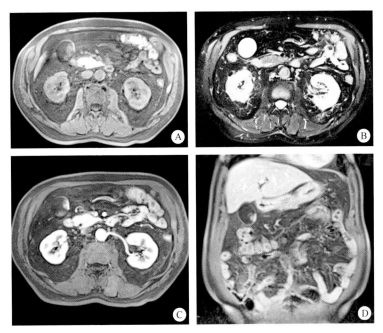

图 3-27　结节型胆囊癌

A. T₁WI 平扫胆囊内侧壁腔内隆起不均匀等信号结节；B. T₂WI 平扫胆囊腔内隆起结节呈等或稍低信号；C. 增强动脉期胆囊游离面宽基底腔内隆起结节明显强化；D. 冠状位示胆囊游离壁腔内隆起结节内缘不光整

由于胆囊缺乏黏膜下层，病变易直接穿透肌层达浆膜层，肿瘤经胆囊静脉引流直接进入胆囊床的肝实质，邻近肝段受侵最常见，肝门区及腹膜后可见肿大的淋巴结。

2. MRI 表现　肿瘤组织在 T₁WI 呈等或低信号，T₂WI 呈稍高信号，DWI 扩散受限，增强扫描可见明显强化。邻近结构受侵可出现增厚胆囊壁与邻近结构脂肪界面分不清。MRI 有助于肿瘤 T 分期，对早期肝侵犯较 CT 稍敏感。

【鉴别诊断】

1. 厚壁型胆囊癌与慢性胆囊炎鉴别（**表 3-1**）

表 3-1 厚壁型胆囊癌与慢性胆囊炎的鉴别要点

	慢性胆囊炎	厚壁型胆囊癌
胆囊壁最厚处厚度与最薄处厚度之比	小于 2：1	大于 2：1
胆囊壁平均厚度与胆囊腔内径之比	小于 1：3	大于 1：3
胆囊黏膜线是否完整	完整，增强环形黏膜强化	不连续，终止于病变区
与胆囊周围脏器分界	分界不清，但不会侵犯肝脏	常侵犯肝脏、十二指肠、胃窦，分界不清
肝内转移	无	可以有

2. 厚壁型胆囊癌与黄色肉芽肿性胆囊炎鉴别（**表 3-2**）

表 3-2 厚壁型胆囊癌与黄色肉芽肿性胆囊炎的鉴别要点

	黄色肉芽肿性胆囊炎	厚壁型胆囊癌
胆囊壁增厚方式	弥漫性增厚为主	局限性增厚为主
黏膜线是否连续	多连续	中断于病变区
增厚胆囊壁内低密度结节	多见	少见
肝内胆管扩张	少见	多见
周围肝实质改变	肝脏内无肿块，早期一过性炎性强化	与受侵的肝脏形成无分界的肿块，增强扫描多明显强化

【重点提醒】

胆囊癌胆囊壁呈不规则增厚伴黏膜中断或胆囊区肿块，进行性延迟强化，可伴邻近肝组织受侵。

二、胆　管　癌

【典型病例】

患者，女，59岁，梗阻性黄疸，超声提示肝门区胆管占位（图3-28）。

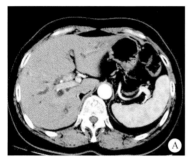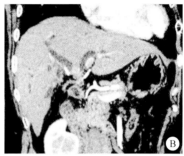

图 3-28　肝门区胆管癌

A. 增强扫描动脉期示肝门区胆管内不均匀强化结节影；B. 斜冠状面重建示肝内胆管增粗扩张，至肝门部中断，肝门区胆管内见不均匀强化软组织影

【临床概述】

（1）胆管癌是起源于胆管上皮细胞的恶性肿瘤，按发生部位分为三型，即肝内型、肝门型、远端型，后两种又称为肝外型，其中肝门型最常见，占胆管癌的50%～67%；远端型是肝外型胆管细胞癌少见的类型。本部分所介绍的是肝门型和远端型胆管癌。

（2）组织学类型以腺癌最多见，大体病理上分为管周浸润型、肿块型和管内生长型。①管周浸润型：沿胆管走行方向浸润性生长的软组织影，引起胆管局限性狭窄；②肿块型：肝门区肝总管分叉处的局限性软组织肿块影；③管内生长型：胆管腔内的乳头状软组织肿块。

（3）临床表现为进行性黄疸，晚期出现陶土样大便。

【影像表现】

1. CT 表现

（1）肝门部胆管癌表现为肝门部软组织肿块，肝内胆管扩张。

（2）远端型胆管癌表现为扩张的胆管骤然变窄或中断，局部见胆管壁增厚或软组织肿块，其上方胆管和肝内胆管扩张，增强扫描多数表现为延迟强化（图3-29）。

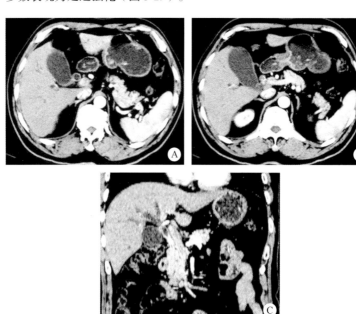

图 3-29 胆总管癌（中段）

A.肝内外胆管增粗扩张，胆囊体积增大；B.胆总管至胰头上方骤然变窄，内见结节影，增强动脉期可见强化；C.胆总管中段管壁明显增厚，局部管腔狭窄，增强扫描见管壁明显强化

（3）肿瘤侵犯邻近门静脉和肝动脉表现为管壁僵硬或不连续，管腔局限性狭窄或闭塞。可伴有肝内肝实质、肝门部淋巴结的转移及肝十二指肠韧带的侵犯。

2. MRI 表现　MRI 常采用轴位及冠状位扫描，胆管壁不规则增厚致局部胆管狭窄，近端胆道扩张，T_1WI 呈稍低信号，T_2WI 呈稍高信号，增强扫描动脉期及门静脉期不同程度强化，延迟期持续强化。

MRCP 示胆管出现偏心性或不规则狭窄、骤然截断，近端胆管中重度软藤状扩张，远端胆管呈鼠尾状或残根状。

【鉴别诊断】

（1）肝门部胆管癌需与硬化性胆管炎鉴别：肝门部胆管炎性狭窄，但狭窄长度较短（3～5mm），无肿块影存在，肝内胆管狭窄与扩张交替存在，扩张程度为轻度，呈"枯树枝样"。

（2）胆总管癌的鉴别诊断主要有胰头癌、壶腹癌和胆总管软组织密度结石（表 3-3、表 3-4）。

1）胆总管软组织密度结石：可见"靶征"或"新月征"，增强扫描无强化，肝内外胆管扩张较轻，且不成比例，呈内轻外重改变，胆总管弥漫性均匀环状增厚。

2）胰头癌：可见胰头、钩突变形增大，形态不规则，是乏血供肿瘤，大部分在动脉期和门静脉期为低密度肿块，无延迟强化，常有胰管扩张，其"双管征"的两管之间有胰头肿块相分隔。

表 3-3　胆总管癌的鉴别诊断

	肝内外胆管扩张	胰头、钩突增大	强化特点	"双管征"
胆总管癌	成比例，明显	无	延迟强化	罕见
胰头癌	成比例，明显	可见，形态不整	乏血供，强化不明显	常见，且双管间有肿块分隔
壶腹癌	成比例，明显	少见	延迟强化	常见，双管接近
胆总管下端等密度结石	不成比例，内轻外重	无	无强化	少见，双管接近

表 3-4　胰头壶腹区恶性肿瘤的鉴别诊断

	肝内胆管扩张程度	强化特点	胆胰管扩张	胰腺体尾部萎缩
壶腹癌	轻中度	较十二指肠壁明显强化	可见，双管接近	少见
胆总管下端癌	中重度	动脉期强化明显，且持续强化	仅见胆总管扩张	少见
胰头癌	中重度	轻度强化，较周围正常胰腺密度低	多见，双管之间见软组织肿块	常见

3）壶腹癌（**图 3-30**）：在十二指肠充分扩张的情况下，十二指肠降段内侧胆总管壶腹段肿物，梗阻位置低，可见肝内外胆管成比例扩张，常见"双管征"，双管之间距离较近，增强扫描肿物强化较十二指肠壁显著。肿块较大时二者即使通过手术病理也很难鉴别。

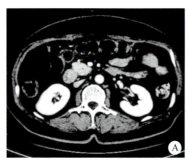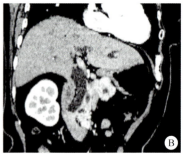

图 3-30　壶腹癌

患者，女，62 岁，反复上腹痛半年，发现皮肤黄疸 15 天。A. 十二指肠乳头区见一软组织肿块，增强扫描门静脉期显示病变轻中度强化；B. 斜冠状重建示肝内外胆管扩张，胰管扩张，呈"双管征"，胆总管与胰管下端未见分离

【重点提醒】

应行增强 CT/MRI 来评估肿瘤特征及肝脏、主要血管、淋巴结和胆管远端邻近组织的受累情况，观察是否存在卫星病变和远处转

移，以确定肿瘤能否切除。

在扩张的胆管骤然中断或狭窄处发现胆管壁增厚或胆管内软组织肿物，增强扫描肿物主要表现为延迟强化。

【知识拓展】

（1）肝门部胆管癌 Bismuth-Corlette 分型：Ⅰ型是癌肿局限于肝总管，左右肝管汇合部尚通畅；Ⅱ型是癌肿累及左右肝管汇合部；Ⅲa型是癌肿扩展至肝内右肝管；Ⅲb型是癌肿扩展至肝内左肝管；Ⅳ型为癌肿累及肝内左右肝管及其二级分支。

（2）肝门部胆管癌 T 分期：美国癌症联合委员会（American Joint Committee on Cancer，AJCC）对肝门胆管癌进行 TNM 分期：

Tx 原发灶未能评估的；

T0 原发灶无证据的；

Tis 原位癌；

T1 肿瘤局限于胆管壁，浸润至肌层和纤维组织；

T2a 肿瘤超出胆管壁，浸润至脂肪组织；

T2b 肿瘤侵犯邻近肝组织；

T3 肿瘤侵犯单侧门静脉或肝动脉分支；

T4 肿瘤侵犯门静脉主干，或肝固有动脉，或双侧二级胆管根部，或单侧二级胆管根部及对侧门静脉或肝动脉。

（3）肝门部胆管癌不可切除标准：①肿瘤累及双侧（累及二级胆管，累及肝实质，门静脉主干或肝动脉受侵）；②门静脉闭塞；③淋巴结分期 N2（胰腺周围淋巴结转移）；④远处转移。

（4）胰头癌、胆总管下端癌和壶腹癌是胰头壶腹区常见的恶性肿瘤，三者引起的临床症状很类似，同时治疗均以胰十二指肠切除为主要术式，但胰头癌的切除率仅在 5%～25%，5 年生存率为 5% 左右；而壶腹癌和胆总管下端癌切除率达 60%～70%，5 年生存率可达 40%。因此，术前对三者的鉴别诊断，对外科医生手术中具体操作的实施与预后的判断均有极大帮助和指导意义。

第五节 胆道梗阻影像诊断思路及鉴别

胆道梗阻病变是外科常见疾病，良性病变多为胆道结石、胆道炎等；恶性病变多为胆道肿瘤、壶腹肿瘤、胰头肿瘤等。早期准确判断胆道梗阻原因及病变程度对于术前制订手术方案，缩短手术探查时间，判断和评估患者预后有重要意义。

一、胆道梗阻的判断

（1）肝内胆管扩张在 3 ～ 5mm 为轻度扩张，5 ～ 9mm 为中度扩张，＞ 9mm 为重度扩张。肝总管和胆总管扩张时，7 ～ 10mm 为轻度扩张，10 ～ 15mm 为中度扩张，＞ 15mm 为重度扩张。肝门至胰头之间可见圆形或类圆形低密度区，呈自上而下连续不断的环状影，环状影消失的层面即提示胆道梗阻的部位。

（2）肝内胆管扩张分为软藤状、枯枝状及不典型扩张。软藤状肝内胆管扩张至肝边缘部，扩张的胆管走行自然。枯枝状肝内胆管扩张以近肝门部为主，肝边缘部未见扩张的胆管，且走行较直。不典型者即肝内胆管扩张表现既不像软藤状，也不像枯枝状。

二、胆道梗阻的定位

（1）胆道梗阻分为四段：①肝门段，即左右肝管和肝总管上段；②胰上段，进入胰腺之前的胆总管段；③胰腺段，穿过胰腺组织的胆总管段；④壶腹段，胰腺段以下的胆总管段。临床上肝外梗阻性黄疸常分为高位（肝门区）和低位（胰头壶腹区）性梗阻。

（2）通过观察和分析肝内胆管、胆囊、胆总管、胰管是否扩张来判断胆管梗阻的部位。如出现两侧肝内胆管扩张而胆囊不增大，胆总管不扩张，则提示肝门段梗阻；如胆总管以上胆道系统扩张，但扩张的胆总管未达胰腺组织内，为胰上段梗阻；如扩张的胆总管有胰腺组织包绕则表明梗阻位于胰腺段；胆总管以上系统扩张的同时看到胰管扩张，出现"双管征"，则提示梗阻在壶腹段。

三、胆道梗阻的病因诊断

常见胆道梗阻病因及鉴别要点见表 3-5。

表 3-5　常见胆道梗阻病因及鉴别要点

	肝内胆管扩张程度	肝内胆管扩张形态	胆管梗阻情况及伴随改变	有无淋巴结及肝脏转移
胆管结石	轻度	枯枝状	边缘光滑的杯口样充盈缺损，可见"半月征"和"靶征"	无
胆管癌	中重度	软藤状	偏心性或向心性狭窄或充盈缺损，呈残根样骤然截断	可见
胰头癌	中重度	软藤状	偏心性狭窄，骤然截断，伴胰管扩张	可见
壶腹癌	中重度	软藤状	梗阻位置低，不规则向心性狭窄，伴胰管扩张	可见
胆囊癌	中重度	不典型扩张	梗阻位置位于肝门或肝内，不规则狭窄或闭塞	可见
肝门及胰头周围淋巴结肿大	轻度	不典型扩张	外压性改变，胆管腔不规则狭窄，胆管壁无明显增厚	可见
胆管炎	轻度	枯枝状	管壁均匀增厚，胆管逐渐变细，呈"鼠尾样"	无
胰头部慢性胰腺炎	轻度	不典型扩张	"鼠尾样"狭窄，胆管壁光滑，胰头部肿胀、渗出	无

（胡亚彬　王文莉　杨伟萍　汪禾青）

第四章

胰　腺

第一节　胰腺疾病影像诊断基础

一、影像解剖

　　胰腺为横行长条状实质性脏器，胰尾位于左上方，胰头位于右下方。胰腺为腹膜后器官，周围毗邻关系较复杂；胰体前方为胃后壁，胰尾左侧为脾门，胰头为十二指肠框所包绕（**图 4-1**）。胰腺本身并不大且是横行走向，故行 CT、MRI 检查时需强调薄层扫描层厚。

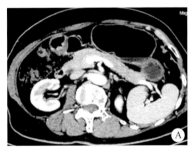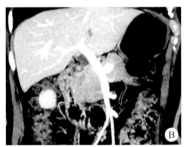

图 4-1　胰腺的毗邻关系

A. CT 增强门静脉期横轴位 MPR，显示胰腺整体，脾静脉位于胰体尾部后方；B. CT 增强门静脉期斜冠状面 MPR，显示十二指肠框、门静脉 - 肠系膜上静脉与胰腺的关系

　　胰腺分为头、颈、体、尾四部分，肠系膜上静脉右侧壁以右为胰头部，胰头下部向左下方突出部分称为钩突，胰颈是位于胰头与胰体之间的狭窄部分，相当于肠系膜上静脉右侧壁至肠系膜上动脉左侧壁之间的一段，胰腺体尾部没有明确的分界线，约末 1/3 为胰尾。目前常用的分法是胰头部（包含钩突）和体尾部，以肠系膜上静脉右侧壁为界（图 4-2）。

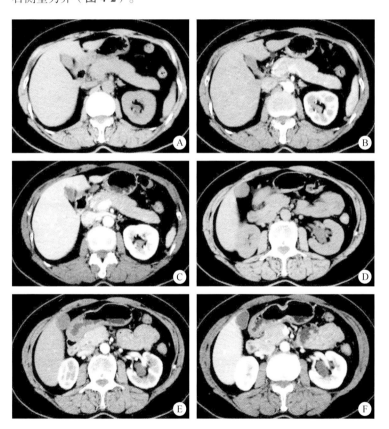

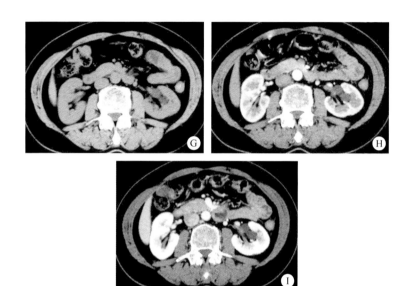

图 4-2　正常胰腺 CT

正常女性，57 岁。A～C 为胰腺体尾部；D～F 为胰头部；G～I 为钩突部；每组顺序依次为平扫、动脉晚期、门静脉期；正常胰腺密度均匀，增强后动脉晚期明显强化，门静脉期密度趋于均匀，可略下降

　　主胰管位于胰腺的实质内，主胰管的走行与胰腺长轴一致，胰管沿途收集各胰小叶的分支胰管。胰管末端与胆总管末端汇合后膨大成壶腹，开口于十二指肠降部后内侧壁的十二指肠大乳头。副胰管主要收纳胰头上部的胰液，开口于十二指肠大乳头上方约 2cm 处的小乳头。胰管与副胰管大多互相交通（图 4-3）。

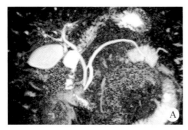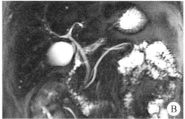

图 4-3　MRCP

患者，男，58 岁，患高血压。A. MRCP 3D-MIP，胰管未见明显扩张或狭窄，可见较细的副胰管与主胰管交通；B. MRCP 2D HASTE 厚层，可见副胰管开口于小乳头，主胰管与胆总管汇合后进入大乳头

　　胰腺具有较丰富的血供，其动脉供血主要来源于脾动脉、胃十二指肠动脉及肠系膜上动脉。脾动脉发出胰大动脉和胰横动脉，主要供应胰腺体尾部；胃十二指肠动脉发出胰十二指肠上动脉、肠系膜上动脉发出胰十二指肠下动脉共同形成胰头部的血管网。胰腺的静脉回流主要经脾静脉、肠系膜上静脉及门静脉回流。胰腺周围主要大血管是否受累是判断胰腺癌可切除性的主要标准，因此胰腺 CTA 在术前分期中具有非常重要的作用（图 4-4）。

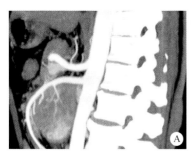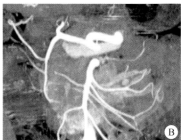

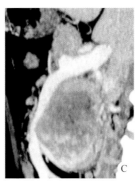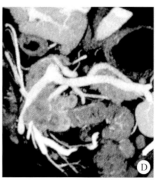

图 4-4　胰腺 CTA（胰头钩突癌）

A、B. 动脉血管 MPVR-MIP 重建图像，示胰头部肿块推移肠系膜上动脉向前，部分分支供应肿瘤，胰十二指肠上动脉与肿瘤关系密切；C、D. 静脉血管 MPVR-MIP 重建图像，示胰头部肿块推压肠系膜上静脉致其狭窄、粘连

二、先天变异

　　胰腺的先天变异包括胰腺实质的发育异常和胰管发育异常。胰腺实质发育异常主要由腹侧胰腺旋转不良或不到位引起，包括形态变异、异位胰腺、环形胰腺；胰腺实质发育异常还包括部分胰腺发育不全或缺如。胰腺形态变异包括局限性增大、隆起或分叉状改变，但其密度、信号是均匀的，并与正常胰腺组织一致，多平面重建可帮助确认（**图 4-5**）。

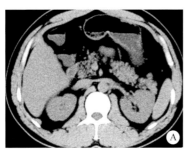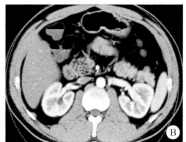

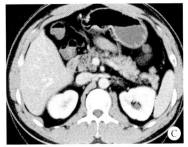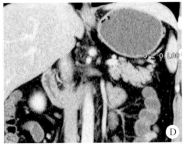

图 4-5 胰尾分叉

患者，男，35 岁。A ～ C 分别为平扫、动脉期、门静脉期横断面图像，示胰尾部结节状突起，同时可见胰头部组织稀疏、密度减低，但没有占位效应，为局部脂肪浸润所致；D 为冠状面重建图像，示胰尾部尖角样分叉向上

胰管发育异常常见的为胰腺分裂或不完全分裂，背侧胰管（主胰管，Santorini 管）与腹侧胰管（副胰管，Wirsung 管）不融合或仅部分融合，导致胰腺分裂或胰腺不完全分裂。十二指肠小乳头较小、容易堵塞，导致主胰管引流不畅，是胰腺分裂患者反复发生胰腺炎的原因。胰腺分裂在横断面 CT 图像上较难显示，出现胰管扩张可多平面重建显示胰胆管和十二指肠乳头的关系，MRI+MRCP 诊断胰腺分裂较有优势（图 4-6）。

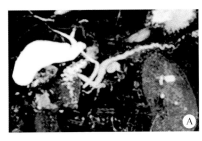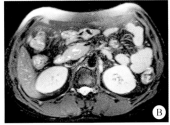

图 4-6 胰腺不完全分裂

A. MRCP 3D-MIP 图像，主胰管汇入十二指肠小乳头，胆总管与副胰管共同汇入十二指肠大乳头；B. T_2WI 脂肪抑制横断面图像，显示主胰管与副胰管之间有较细的交通

三、胰腺脂肪浸润

【典型病例】

患者，男，59岁，体检发现 CA19-9 水平升高（图 4-7）。

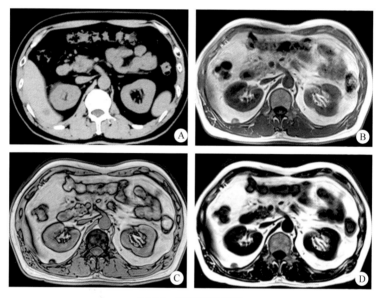

图 4-7　胰腺脂肪浸润

A. CT 平扫图像，胰头部密度减低；B. T₁WI 同位相横断面图像，胰头部信号增高；

C. T₁WI 反相位横断面图像，胰头内部信号不均匀减低；D. T₁WI 脂相横断面图像，胰头部斑点状高信号

【临床概述】

（1）胰腺脂肪浸润（pancreatic steatosis）与肥胖、代谢异常相关。

（2）60 岁以上患者胰腺脂肪浸润的情况增加。

（3）病变呈弥漫性或局灶性。

（4）一般无特异性临床症状，严重的弥漫性脂肪浸润可能影响胰腺外分泌功能。

【影像表现】

（1）平扫胰腺局灶性或弥漫性密度减低，伴或不伴胰腺实质萎缩。

（2）病变无占位效应，胰腺轮廓不改变，胰管不受累。

（3）增强后病变组织可强化，但密度仍低于正常胰腺组织密度。

（4）MRI T_1WI 反相位信号较同相位减低，T_1WI 脂相可见高信号，是影像学诊断胰腺脂肪浸润的强烈证据。

【鉴别诊断】

局灶性脂肪浸润需与胰腺乏血供肿瘤鉴别，局灶性脂肪浸润无占位效应，病变密度始终低于正常胰腺组织，MRI T_1WI 反相位信号较同相位减低。

第二节　胰　　腺　　炎

一、急性胰腺炎

【典型病例】

病例一　患者，男，77 岁，反复腹痛 2 年余（图 4-8）。

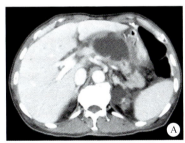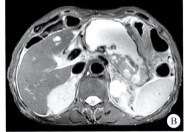

图 4-8　急性坏死型胰腺炎

急性坏死型胰腺炎。A. CT 增强门静脉期横断面图像，胰体部可见囊性灶，胰腺体尾部实质内可见局灶性低密度，胰体尾周围模糊；B. T_2WI 脂肪抑制横断面图像，胰体部囊性灶，内部信号不均匀，可见低信号，胰尾部胰管略扩张，腹腔内可见渗出

病例二　患者，男，44 岁，进食后中上腹疼痛 2 天（图 4-9）。

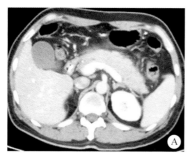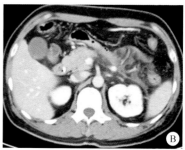

图 4-9　急性水肿型胰腺炎

增强 CT 门静脉期图像示胰腺肿胀、边缘模糊，可见少量液体渗出，左侧肾前间隙可见少量液体积聚

【临床概述】

（1）急性胰腺炎（acute pancreatitis，AP）为各种原因引起的胰酶活化后的胰腺炎性病变。

（2）胆石症和暴饮暴食是最常见的原因。

（3）临床表现为腹痛、呕吐、上腹肌紧张；血、尿淀粉酶及血清脂肪酶升高。

（4）根据形态学分为两型，即间质水肿型和坏死型（包括胰腺实质的坏死和胰周脂肪的坏死）。

【影像表现】

（1）胰腺肿胀、渗出。

（2）胰腺密度减低、强化减弱，T_1WI 信号减低，T_2WI 信号增高。

（3）坏死型可见胰腺实质低密度灶或不强化，T_1WI 信号减低，胰周脂肪坏死表现为胰周渗液内不均匀低密度，T_2WI 呈不均匀高信号。

（4）可合并胸腔积液、盆腔积液、胰周脏器水肿。

（5）急性胰腺炎并发症：胰周积液超过 4 周不能完全吸收，周围纤维结缔组织包裹形成假性囊肿。

（6）少数患者（间质水肿型）影像学表现未见明显异常。

【重点提醒】

急性胰腺炎的 CT 严重度指数（CT severe index，CTSI）：0 ～ 3 分为轻度，4 ～ 6 分为中度，7 ～ 10 分为重度（**表 4-1**）。

表 4-1　CT 严重度指数

项目	表现	得分
胰腺炎症	正常	0
	胰周脂肪轻微炎症改变	2
	胰腺或胰周积液，或胰周脂肪坏死	4
胰腺坏死	无	0
	$\leq 30\%$	2
	$> 30\%$	4
胰外并发症	一处或更多胸腔积液、腹腔积液、血管并发症（静脉血栓形成、动脉性出血、假性动脉瘤）、实质脏器并发症（梗死、出血、包膜下积液）或胃肠道受累（炎症、穿孔、腔内积液）	2

二、慢性胰腺炎

【典型病例】

患者，男，53 岁，反复胰腺炎发作 1 年余，再发 3 天（**图 4-10**）。

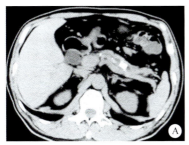
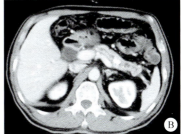

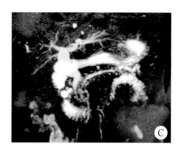

图 4-10 慢性胰腺炎

A、B. 平扫、增强门静脉期横断面图像，示胰腺实质萎缩，胰管扩张，胰管内多发大小不等高密度结石；C. MRCP 3D-MIP 图像，胰管粗细不均，部分分支胰管可见小囊样扩张，胆总管上段略扩张

【临床概述】

（1）慢性胰腺炎（chronic pancreatitis，CP）为各种原因引起的胰腺间质纤维化、实质萎缩、钙化或胰管结石形成，最终导致胰腺内外分泌功能受损。

（2）在我国最常见病因为急性胰腺炎反复发作。

（3）慢性胰腺炎患者罹患胰腺癌的风险明显高于普通人群。

【影像表现】

（1）大部分表现为胰腺萎缩；自身免疫性胰腺炎（autoimmunne pancreatitis，AIP）发病时可表现为胰腺肿胀（图 4-11），治疗后缩小。

（2）胰腺实质内钙化灶、胰管多发结石。

（3）胰管扩张伴狭窄交替出现，呈串珠样改变；自身免疫性胰腺炎胰管主要表现为狭窄。

（4）弥漫性胰腺炎胰腺整体强化减弱；局灶性胰腺炎病灶表现为进行性强化。

（5）慢性胰腺炎并发症：最常见为假性囊肿（图 4-12），其他有假性动脉瘤、脾静脉栓塞、胰腺癌。

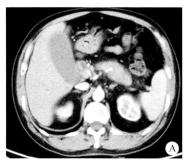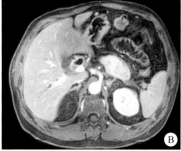

图 4-11　自身免疫性胰腺炎 AIP

A. CT 动脉期横断面图像；B. MRI 延迟期横断面图像，示胰腺肿胀，包膜下线状低
密度、呈"腊肠样"改变，胰腺强化程度减弱，延迟后包膜可见强化

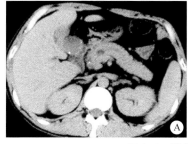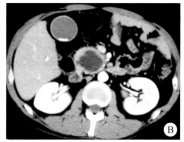

图 4-12　胰头部假性囊肿

A. CT 平扫图像示胰管扩张、胰头部钙化点，胆囊内高密度结石；B. 增强扫描门静脉
期图像示胰头部囊性灶，囊壁较厚、可不规则，胆囊内高密度结石

【鉴别诊断】

（1）局灶性慢性胰腺炎（图 4-13）需与胰腺癌鉴别：胰腺癌病
灶大多表现为乏血供，慢性胰腺炎病灶延迟扫描呈等密度或略高于
周围胰腺实质密度；胰腺癌肿瘤上游胰管以扩张改变为主，一般不
合并狭窄；慢性胰腺炎基础上并发胰腺癌，需注意寻找新出现的实
质性肿块。

（2）与胰腺导管内乳头状黏液性肿瘤鉴别（见本章第三节）。

（3）假性囊肿需与胰腺囊性肿瘤鉴别，假性囊肿一般有胰腺炎病史或外伤史，囊壁较厚，可不规则。

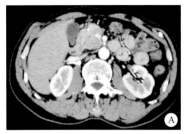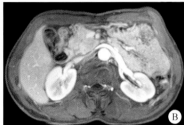

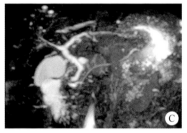

图 4-13　肿块型慢性胰腺炎

A. CT 增强动脉晚期图像示胰头部肿大，部分区域密度略减低；B. MRI 增强门静脉期图像示胰头肿胀，部分区域信号略减低；C. MRCP 3D-MIP 图像示胰管粗细不均，胰胆管均不扩张

【重点提醒】

影像表现为胰腺实质萎缩、钙化形成，胰管扩张并狭窄，伴结石形成；临床上有胰腺功能受损表现。

第三节　胰腺肿瘤

一、胰腺癌

【典型病例】

患者，女，54 岁，上腹隐痛，伴反复腹泻 4 个月（图 4-14）。

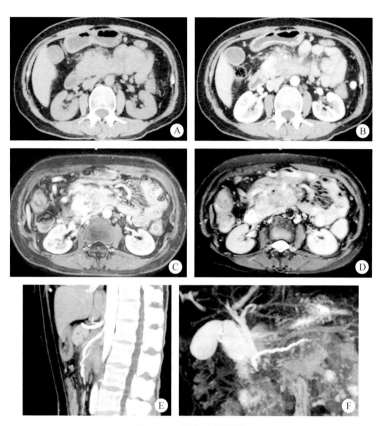

图 4-14 胰头导管腺癌

A. CT 平扫横断面图像示胰头部增大；B. CT 动脉晚期横断面图像示胰头部低密度肿块、边界欠清，包绕肠系膜上动脉；C. MRI 增强门静脉期横断面图像示肿瘤不均匀强化，信号低于周围胰腺组织，肠系膜上动、静脉被包绕，血管狭窄；D. T$_2$WI 脂肪抑制横断面图像示肿瘤呈混杂稍低信号；E. CTA MPR-MIP 图像示软组织包绕肠系膜上动脉；

F. MRCP 图像示体尾部胰管略扩张，胆囊增大

【临床概述】

（1）胰腺导管腺癌（pancreatic ductal adenocarcinoma，PDAC）

为起源于胰腺导管上皮的腺癌。

（2）本病胰头部多见。

（3）本病 60～70 岁是高发年龄段；男性多于女性。

（4）本病早期无特异性临床症状；胰头癌最常见的首发症状为无痛性黄疸。

（5）本病患者血清 CA19-9、癌胚抗原（CEA）水平可升高。

【影像表现】

（1）平扫：早期肿瘤难以显示，或仅表现为胰管轻微扩张；肿瘤较大时可呈低或略低密度，T_1WI 略低信号，T_2WI 脂肪抑制略高信号，DWI 信号可增高。

（2）动态增强：动脉晚期 / 胰腺期呈低于周围胰腺实质密度信号，密度信号不均匀；门静脉期仍表现为低密度信号，但与周围胰腺组织间密度信号差异减小。

（3）本病可引起上游胰管扩张、胰腺实质萎缩；胰头癌常导致胰管和胆总管同时扩张，称为"双管征"。

（4）胰腺癌累及血管表现为肿瘤与血管间脂肪间隙消失、肿瘤包绕血管、血管壁毛糙、血管腔狭窄甚至闭塞等（图 4-15）。

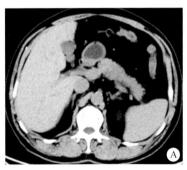
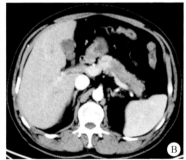

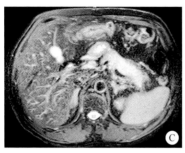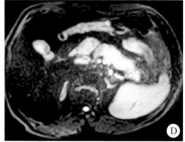

图 4-15　胰体尾腺癌

体检发现胰腺肿物 10 日余。A. CT 平扫横断面图像示胰体尾部密度略低，胰体局部略增大；B. CT 动脉晚期横断面图像示胰腺体尾部密度减低，胰体部肿块边界不清；C. T$_2$WI 脂肪抑制横断面图像示胰体尾部信号略增高，上游部分胰管略扩张；D. DWI 图像（b=800）示胰体尾部信号增高

【鉴别诊断】

与肿块型慢性胰腺炎鉴别困难，后者往往表现为进行性强化、病灶门静脉期强化程度似小于胰腺期；出现侵袭性生长表现者倾向为胰腺癌。

【重点提醒】

（1）胰腺乏血供实质性肿块伴肿块上游胰管扩张首先考虑胰腺癌。

（2）胰腺癌 CT 诊断需同时提供肿瘤周围主要血管的情况及是否存在肝脏转移。

（3）怀疑肝脏转移者需建议进一步行 MRI 检查。

二、胰腺囊性肿瘤

（一）浆液性囊腺瘤

【典型病例】

患者，女，66 岁，体检发现胰腺肿物 2 月余（图 4-16）。

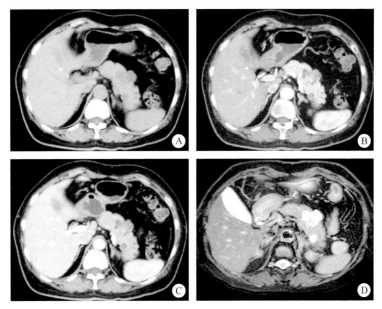

图 4-16　胰腺体尾部浆液性微囊腺瘤（多灶）

A ～ C. CT 平扫、CT 增强动脉晚期、CT 增强门静脉期图像，胰体尾可见两枚低密度灶，增强后较大病灶的中央可见强化，病变呈微囊状改变，轮廓呈分叶状；D. T$_2$WI 脂肪抑制横断面图像，胰体部、胰尾部分别可见两个高信号灶，其中胰体部较大病灶呈分叶状轮廓、微囊状改变，内部可见分隔和瘢痕

【临床概述】

（1）浆液性囊腺瘤（serous cystadenoma）绝大多数为良性，但可以增大引起症状。

（2）本病女性（老年）多见。

（3）本病从形态上分为两型，其中微囊型较多见，大囊型（又称寡囊型）少见（图 4-17A、B）。

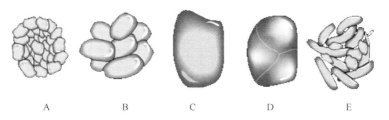

图 4-17　胰腺囊性病灶示意图

A. 微囊型；B. 大囊型；C. 单囊型；D. 多房分隔；E. 多囊管状

【影像表现】

（1）微囊型浆液性囊腺瘤表现为非常多微小的囊聚集，平扫呈低密度，提示其囊性特征，增强后由于众多囊壁的重叠使肿瘤出现低中度强化，肿瘤较小时易误认为实性；典型者病灶中央可见放射状钙化。

（2）大囊型浆液性囊腺瘤可呈分叶状（图 4-18），多平面重建图像有助于显示多囊性结构。

【鉴别诊断】

（1）微囊型浆液性囊腺瘤需与实性假乳头状肿瘤、无功能性神经内分泌肿瘤相鉴别，平扫密度低是其特点，MRI 在显示微囊性特征方面有优势。

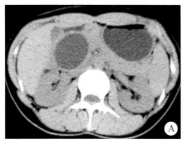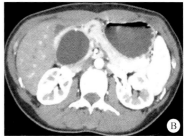

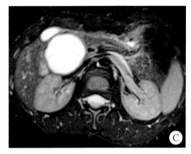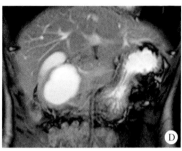

图 4-18　胰头部大囊型浆液性囊腺瘤

A、B. CT 平扫、动脉晚期横断面图像，胰头部类圆形低密度灶，内部未见分隔；
C. T₂WI 脂肪抑制横断面图像；D. T₂WI 冠状面图像，胰头部高信号灶，边缘轻微分
叶状

（2）大囊型浆液性囊腺瘤需与黏液性囊腺瘤鉴别：黏液性
囊腺瘤通常轮廓光滑而内部有分隔，浆液性囊腺瘤往往由几个囊
构成，轮廓呈分叶状，体尾部较大病灶提示黏液性可能大；但小
的单囊单房病灶鉴别较难，黏液性囊腺瘤囊壁略厚（**图 4-17C、
图 4-19**）。

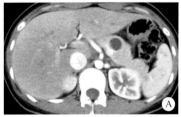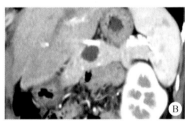

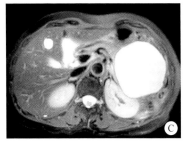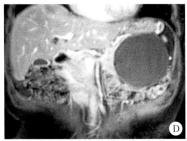

图 4-19 胰体尾部囊腺瘤

A、B. CT 增强动脉晚期横断面、MPR 图像，示胰体部单囊、单房低密度灶，边缘光滑，囊壁薄、几乎不可见，为浆液性；C. T_2WI 脂肪抑制横断面图像，胰尾部较大高信号灶，未见分隔和壁结节；D. MRI 增强 T_1WI 脂肪抑制冠状面图像，胰尾部单囊、单房低信号灶，边缘光滑，增强后囊壁略强化，为黏液性

（二）黏液性囊腺瘤

【典型病例】

病例一 患者，男，28 岁，左上腹胀痛半年（**图 4-20**）。

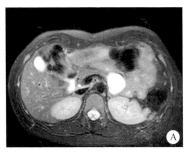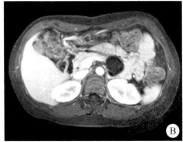

图 4-20 胰体部黏液性囊腺瘤

A. T_2WI 脂肪抑制横断面图像；B. 增强门静脉期图像，示胰体部囊性病灶，内部可见分隔，增强后囊壁和分隔略强化

病例二 患者，女，66 岁，腹痛 1 周余（**图 4-21**）。

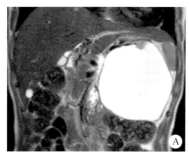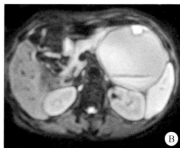

图 4-21　胰尾部黏液性囊腺瘤伴侵袭性癌

T₂WI 冠状面、DWI 横断面图像（A、B），示胰尾区巨大囊性灶，边缘可见壁结节，壁结节及邻近囊壁 DWI 信号增高

【临床概述】

（1）黏液性囊腺瘤（mucinous cystadenoma）女性（中年）多见，多无症状。

（2）肿瘤可表现为从良性、交界性至恶性的生物学行为。

【影像表现】

（1）胰腺囊性病灶，体尾部多见。

（2）轮廓多光滑，内可见分隔（图 4-17D），偶可见壁结节和实性成分，囊壁和间隔可以钙化，囊壁钙化有诊断价值。

（3）若分隔粗大、出现较大结节或较多实性成分提示肿瘤恶变可能（图 4-21）。

【鉴别诊断】

本病需与大囊型浆液性囊腺瘤鉴别，见本节"浆液性囊腺瘤"部分。

【重点提醒】

单囊多房分隔，可伴壁结节是本病的典型特征。

（三）胰腺导管内乳头状黏液性肿瘤

【典型病例】

病例一　患者，男，40 岁，检查发现胰腺占位 2 月余（图 4-22）。

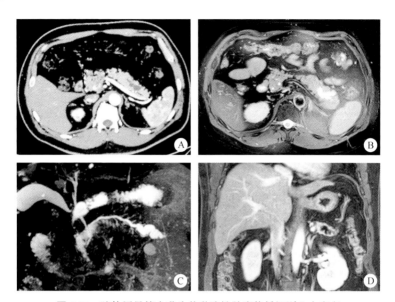

图 4-22　胰体尾导管内乳头状黏液性肿瘤伴低级别上皮瘤变

A、B. 增强 CT 动脉晚期、T_2WI 脂肪抑制横断面图像，示胰体尾部主胰管略扩张，局部可见囊状、管状改变；C. MRCP 3D-MIP 图像，胰体尾部主胰管扩张迂曲，部分分支胰管扩张；D.增强 T_1WI 脂肪抑制冠状面图像，胰尾部主胰管扩张，内部可见微小乳头样结构

病例二　患者，女，62 岁，复发性胰腺炎（图 4-23）。

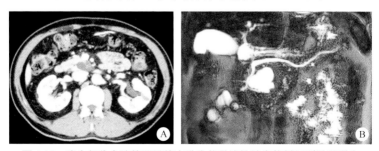

图 4-23　胰头部分支胰管型导管内乳头状黏液性肿瘤伴低级别异型增生

A. CT 增强门静脉期横断面图像，示胰头部多囊性病变；B. 2D-MRCP 图像，示胰头部多囊性病灶与胰管相通

病例三 患者，男，71岁，体检发现胰腺占位1周（图4-24）。

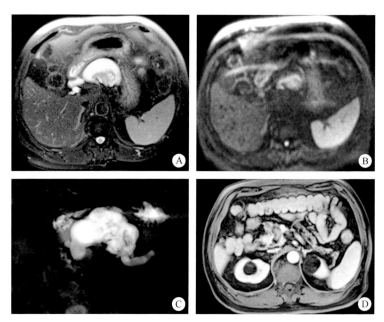

图 4-24　胰腺导管内乳头状黏液性肿瘤伴高级别不典型增生

A、B. T$_2$WI 脂肪抑制横断面、DWI 横断面图像，示胰体部囊实性病灶，实性成分 DWI 信号增高；C. MRCP 2D 图像，示主胰管显著扩张，内部信号不均；D. 增强 T$_1$WI 脂肪抑制横断面图像，示胰管扩张明显，胰头部胰管可见强化软组织成分

【临床概述】

（1）胰腺导管内乳头状黏液性肿瘤（intraductal papillary mucinous neoplasm，IPMN）男性（老年）多见。

（2）本病表现为导管上皮乳头状异常增生伴黏液分泌增多。

（3）本病以胰头部多见，可呈多灶性。

（4）本病分三型，即主胰管型、分支胰管型及混合型（图4-25）。

（5）本病患者为常合并胰腺炎病史。

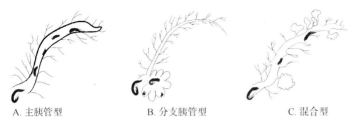

A. 主胰管型　　　　　　　　B. 分支胰管型　　　　　　　C. 混合型

图 4-25　胰腺 IPMN 三型示意图

【影像表现】

（1）最常见的表现为胰腺多囊状病灶、与胰管相通并伴胰管扩张、胰腺实质萎缩。

（2）单纯分支胰管型 IPMN 可仅表现为多囊性病灶（图 4-23），需与其他囊性肿瘤鉴别，多平面重建显示病灶与胰管相通。

（3）小导管内乳头状结构在 CT 上往往难以显示，若出现较大结节提示肿瘤恶变可能。

【鉴别诊断】

（1）本病需与慢性胰腺炎鉴别，胰腺 IPMN 只见胰管扩张、不见狭窄，而慢性胰腺炎胰管可扩张与狭窄交替。然而，胰腺 IPMN 可以合并慢性胰腺炎。

（2）单纯分支胰管型 IPMN 需与囊腺瘤鉴别，多平面重建显示多囊状结构实为扩张的胰管，病灶与胰管相通是鉴别要点（图 4-17B、E）。

【重点提醒】

病变与胰管相通、胰管扩张是本病的主要特点。

三、胰腺神经内分泌肿瘤

（一）胰岛素瘤

【典型病例】

患者，女，37 岁，低血糖 3 年（图 4-26）。

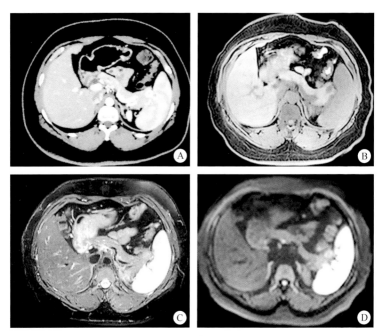

图 4-26　胰尾部胰岛细胞瘤（G1）

A. 增强 CT 动脉期，示胰尾部类圆形高密度结节，中央点状低密度；B ～ D. T₁WI、
T₂WI 及 DWI（均为脂肪抑制）横断面图像，示胰尾部局限性异常信号，T₁WI 呈略
低信号，T₂WI 呈稍高信号，DWI 信号稍增高，边界清晰

【临床概述】

（1）胰岛素瘤（insulinoma）起源于胰岛 B 细胞，肿瘤细胞可
分泌胰岛素。

（2）本病好发年龄为 30 ～ 60 岁，女性多于男性。

（3）本病主要表现为低血糖神经症状（如意识不清、遗忘、昏迷、
视力改变、意识改变等）和交感神经过度兴奋表现（如出汗、震颤、

乏力、心悸、食欲过盛）。

【影像表现】

（1）平扫：一般肿瘤较小难以显示，肿瘤较大时可呈略低密度，密度均匀，T_1WI 脂肪抑制呈略低信号，T_2WI 信号多变，DWI 信号可增高。

（2）动态增强：肿瘤大多为富血供，表现为动脉期高密度 / 信号；门静脉期和延迟扫描呈均匀或环状强化。

（3）单发多见，也可多发，多发者需明确是否为多发性内分泌腺瘤病 I 型（MEN-I）。

【重点提醒】

（1）患者出现惠普尔（Whipple）三联征应怀疑胰岛素瘤，包括低血糖、血糖浓度 ≤ 2.2mmol/L（40mg/dl）、摄糖后症状可缓解。

（2）影像学技术主要明确胰岛素瘤的术前定位，薄层动态增强 CT 和多序列增强 MRI 在诊断胰岛素瘤方面价值相当，找到胰腺富血供病灶即可做出诊断，但应注意是否存在多发肿瘤。

（二）无功能性神经内分泌肿瘤

【典型病例】

病例一　患者，女，57 岁，乏力 2 月余（图 4-27）。

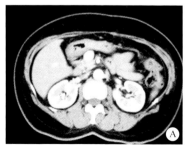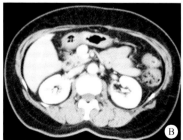

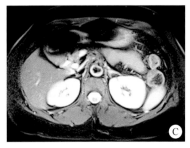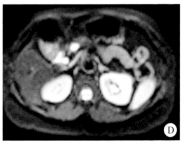

图 4-27　胰头部神经内分泌肿瘤

A、B. CT 增强动脉期、门静脉期横断面图像，示胰头部高密度结节，呈持续强化，肿瘤边界清晰；C. T₂WI 脂肪抑制横断面图像，示胰头部高信号结节；D. DWI 横断面图像，示胰头部结节信号增高

病例二　患者，男，70 岁，上腹部间断疼痛 1 月余（**图 4-28**）。

【临床概述】

（1）无功能性神经内分泌肿瘤（non-functional neuroendocrine neoplasm，NF-NEN）无特异性临床表现。

（2）本病患者血胰多肽、嗜铬粒蛋白 A、神经元特异性烯醇化酶（NSE）水平可升高。

（3）本病易见于 MEN-Ⅰ 和希佩尔 - 林道（von-Hippel Lindau）综合征（VHL）。

【影像表现】

（1）病灶可为实性、囊性或囊实性。

（2）混杂密度灶，较大肿瘤内可见囊变和坏死区；钙化可见。

（3）通常为富血供，呈中高度强化，强化不均匀（**图 4-28**）；囊性变肿瘤的壁、间隔及实性成分可明显强化。

【鉴别诊断】

（1）低中度强化的肿瘤需与胰腺实性假乳头状肿瘤鉴别，神经内分泌肿瘤坏死、囊变区以病灶中央区分布多见，常见囊壁或实性结节的富血供表现。

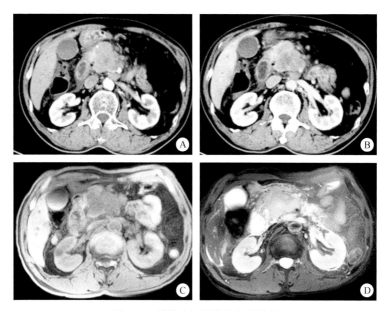

图 4-28 胰腺小细胞神经内分泌癌

A、B. 增强 CT 动脉期、门静脉期图像，示胰头部肿块，呈分叶状轮廓，进行性轻中度强化，肿瘤包绕肠系膜上动、静脉，肿块周围及腹膜后可见肿大淋巴结；C. T_1WI 脂肪抑制平扫图像，示胰头部肿块呈等、略低信号；D. T_2WI 脂肪抑制横断面图像，示胰头部肿块呈稍高信号，肿块周围及腹膜后可见肿大淋巴结

（2）较小的低中度强化的肿瘤需与微囊型浆液性囊腺瘤鉴别，后者平扫密度较低是其鉴别点。

【重点提醒】

胰腺肿瘤内见明显强化的部分，不论肿瘤为实性、囊性或囊实性均首先考虑神经内分泌肿瘤。

四、胰腺实性假乳头状肿瘤

【典型病例】

患者，女，27 岁，体检发现胰腺占位 2 周（图 4-29）。

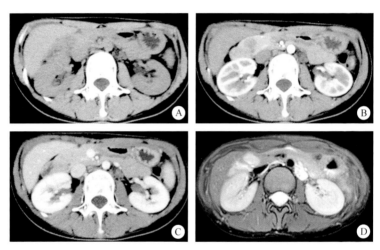

图 4-29 胰头部实性假乳头状肿瘤

A ～ C. CT 平扫、动脉期及门静脉期横断面图像，示胰头部肿块，平扫呈略低密度，动脉期轻度强化，门静脉期进行性中等程度强化；D. T_2WI 脂肪抑制横断面图像，胰头部肿块呈稍高信号，边缘少许囊性变

【临床概述】

（1）胰腺实性假乳头状肿瘤（solid pseudopapillary neoplasm，SPN）年轻女性多见，无特异性临床表现。

（2）病因及组织起源不明。

【影像表现】

（1）病灶多为囊实性，少数可为实性。

（2）肿瘤易出血、钙化，平扫可见高密度。

（3）增强后呈进行性强化表现，实性部分中度强化，典型表现为"浮云征"，实性成分如漂在囊性成分中。

【鉴别诊断】

（1）本病需与无功能性神经内分泌肿瘤鉴别 [见本节"无功能性神经内分泌肿瘤"部分]。

（2）小病灶需与浆液性微囊腺瘤鉴别 [见本节"浆液性囊腺瘤"部分]。

【重点提醒】

年轻女性、囊实性病灶、中等程度强化，首先考虑胰腺实性假乳头状肿瘤。

第四节　胰腺疾病影像诊断思路及进展

一、胰腺病变影像诊断思路及鉴别诊断

胰腺病变影像诊断思路及鉴别诊断见**表 4-2**。

二、胰腺病变相关新进展

胰腺神经内分泌肿瘤的 TNM 分期与胰腺外分泌癌一致（见**表4-3**、**表 4-4**）。

三、报告书写规范及注意点

胰腺病变的 CT/MRI 报告需要描述病变部位、大小、胰周动、静脉受累与否及具体情况，动脉是否有变异，胰周及腹膜后淋巴结情况，远隔转移情况。

表 4-2　胰腺病变影像诊断思路及鉴别诊断

分类			表现	诊断	鉴别诊断
弥漫性	胰腺炎	急性	胰腺肿胀，周围渗出	水肿型	主要观察胰腺实质是否有坏死
			胰腺实质局灶性、节段性或弥漫性低密度/信号异常，周围渗出	坏死型	坏死
		慢性	钙化/结石，胰管扩张/狭窄 肿胀，腊肠样改变	普通胰腺炎	
				自身免疫性胰腺炎	
			特定部位（胰十二指肠沟），合并十二指肠壁增厚并囊样改变	十二指肠沟胰腺炎	
			进行性强化	肿块型慢性胰腺炎	与胰腺癌鉴别困难，出现侵袭性生长表现倾向于诊断胰腺癌
局灶性	实性	乏血供	边界不清，肿瘤上游胰管扩张，呈侵袭性生长表现	PDAC	
		中等程度强化	边界清晰，不伴胰管扩张	胰腺实性假乳头状肿瘤/神经内分泌肿瘤	两者鉴别较困难
		富血供	边界清晰，不伴胰管扩张	神经内分泌肿瘤	

续表

分类			表现	诊断	鉴别诊断
局灶性	囊性	多房/多囊 与胰管相通	主胰管扩张	主胰管型导管内乳头状黏液性肿瘤	病灶较大，胰体尾部病灶倾向黏液性
			主管不扩张	分支胰管型导管内乳头状黏液性肿瘤	
		不与胰管相通	分隔	黏液型囊腺瘤	病灶较大，胰体尾部病灶倾向黏液性
			分叶/多囊	大囊型浆液性囊腺瘤	需与囊实性肿瘤鉴别，MRI表现典型，可帮助鉴别诊断
			大量微囊	微囊型浆液性囊腺瘤	
		单囊单房	薄壁、边缘清晰	囊肿/黏液性/浆液性	鉴别较困难，病灶较大倾向黏液性
			厚壁、边缘不清	假性囊肿，可与胰管相通	结合胰腺炎病史
	囊实性	交界性	囊性成分中漂浮着实性成分，实性部分中等程度进行性强化	胰腺实性假乳头状肿瘤	两者鉴别较困难，发现明显局灶性强化者倾向于神经内分泌肿瘤
			富血供肿瘤内部含囊性成分	神经内分泌肿瘤囊变	
		边界欠清，恶性/侵袭性	囊性部分为肿瘤主体	囊腺癌	
			囊肿分布于肿瘤外周	胰腺癌伴潴留囊肿	

表 4-3　胰腺癌 T 分期（AJCC 第 8 版）

T 分期	定义
T1	肿瘤最大径≤2cm
T2	2cm<肿瘤最大径≤4cm
T3	肿瘤最大径>4cm
T4	肿瘤累及腹腔干或肠系膜上动脉（不可切除）

表 4-4　胰腺癌 TNM 分期（AJCC 第 8 版）

分期	T	N	M
Ⅰ A	T1	N0	M0
Ⅰ B	T2	N0	M0
Ⅱ A	T3	N0	M0
Ⅱ B	T1～T3	N1	M0
Ⅲ	任意 T	N2	M0
	T4	任意 N	M0
Ⅳ	任意 T	任意 N	M1

附：胰腺肿瘤结构式报告

形态学

密度/信号（胰腺期）：低，等，高。

大小（最大径，cm）：可测或不可测（等密度）。

部位[头——肠系膜上静脉（SMV）右侧，体——SMV 左侧]：头/钩突或体/尾。

胰管狭窄/中断伴或不伴上游扩张：无/有。

胆管中断伴或不伴上游扩张：无/有。

动脉

肠系膜上动脉（SMA）：无/有

实性软组织接触：≤180° 或>180°。

模糊或条状密度增高组织接触：≤180° 或＞180°。

局部血管狭窄或轮廓不规则：无 / 有。

累及 SMA 第一分支：无 / 有。

腹腔干：无 / 有

实性软组织接触：≤180° 或＞180°。

模糊或条状密度增高组织接触：≤180° 或＞180°。

局部血管狭窄或轮廓不规则：无 / 有。

肝总动脉（CHA）：无 / 有

实性软组织接触：≤180° 或＞180°。

模糊或条状密度增高组织接触：≤180° 或＞180°。

局部血管狭窄或轮廓不规则：无 / 有。

累及腹腔干：无 / 有。

累及肝动脉分叉部：无 / 有。

动脉变异：无 / 有

解剖变异：副肝右动脉，替代肝右动脉，替代肝总动脉，其他
（副 / 替代动脉起源）。

变异血管接触：无 / 有。

实性软组织接触：≤180° 或＞180°。

模糊或条状密度增高组织接触：≤180° 或＞180°。

局部血管狭窄或轮廓不规则：无 / 有。

静脉

门静脉主干（MPV）：无，有，完全闭塞

实性软组织接触：≤180° 或＞180°。

模糊或条状密度增高组织接触：≤180° 或＞180°。

局部血管狭窄或轮廓不规则（栓系或泪滴状）：无 / 有。

SMV：无，有，完全闭塞

实性软组织接触：≤180° 或＞180°。

模糊或条状密度增高组织接触：≤180° 或＞180°。

局部血管狭窄或轮廓不规则（栓系或泪滴状）：无 / 有。

累及第一引流静脉：无 / 有。

静脉栓塞：无 / 有（MPV、SMV 或脾静脉）（单纯性 / 肿瘤性）。

侧支静脉：无 / 有（胰头周围、肝门、肠系膜根部或左上腹）。

胰外情况

肝脏病灶：无 / 有；怀疑 / 不确定或良性。

后腹膜或大网膜结节：无 / 有。

腹腔积液：无 / 有。

可疑淋巴结：无 / 有（肝门、腹腔干、脾门、主动脉旁、主动脉 - 腔静脉间）。

其他胰外病变（侵犯邻近结构）：无 / 有。

印象：肿瘤，大小和部位

血管接触：无 / 有（累及血管、范围）。

转移：无 / 有（部位）。

（林晓珠　徐学勤）

第五章

上消化道（食管、胃、十二指肠）

第一节　上消化道疾病影像诊断基础

一、影像解剖

1. 食管影像解剖（**图 5-1**）　食管为连接下咽部与胃之间的肌性管道，分为颈、胸、腹三段。胸段食管又分为胸上、中、下三段，胸廓上口至主动脉弓上缘为上段，主动脉弓上缘至下肺静脉下缘为中段，下肺静脉下缘以下为下段。CT 显示食管位于后纵隔区，与气管、主动脉、胸椎及左心房毗邻。食管壁由黏膜、黏膜下层、肌层和外膜构成，正常厚度为 3 ～ 5mm，CT 多难以区分各层结构。轴位图像可显示病变食管的厚度及其与邻近脏器的关系，矢状位则可明确病变沿长轴浸润的范围。

2. 胃影像解剖（**图 5-2**）　胃部断层图像以轴位为基础，辅以冠、矢状位。轴位图像从头侧开始，首先出现的含气空腔为胃底，之后下方右侧壁出现鸟嘴样结构与腹段食管相连，即为贲门；跨过贲门区后胃底过渡为胃体，胃体向前、下、右方走行至出现两个含气腔时，为胃体和胃窦共存的层面，继续下行，两个空腔渐趋融合，至两相接触的位置即为胃角，此时因胃窦反折向头侧后外方走行，直至缩窄的幽门管，过渡至十二指肠球部。

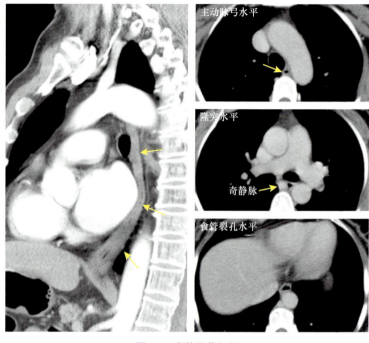

图 5-1 食管影像解剖

在应用低张药物及口服对比剂充盈、充分扩张胃腔的前提下，正常胃壁 CT 图像上显示厚度均匀，一般不超过 5mm，黏膜及浆膜面光滑、走行连续，组织对比清晰，增强扫描强化均匀，动脉期黏膜面多呈线样高强化，随时相延迟渐向外层充填过渡。扩张不良的正常胃壁厚度可超过 1cm，但多能显示光滑、连续呈波浪状的胃黏膜及黏膜沟内小气泡，可与病理性胃壁增厚鉴别。胃周毗邻脏器包括肝脏、胰腺、脾脏、胆囊、结肠，彼此通过系膜及韧带固定连接，胃癌可沿上述多条途径蔓延浸润。

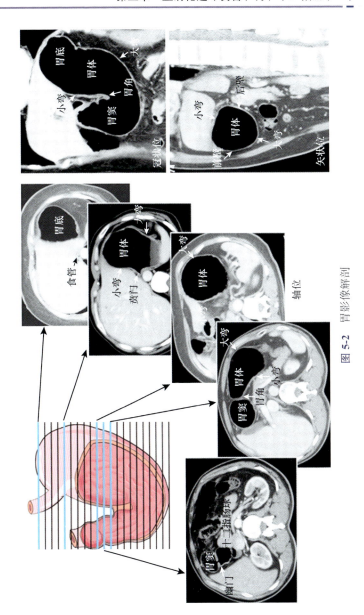

图 5-2　胃影像解剖

3. 十二指肠影像解剖 十二指肠走行全程呈"C"形，胰头被包绕其中。一般将十二指肠分为球部、降部、水平部和升部。球部呈三角形，基底部两侧为对称的穹隆，降部位于腰椎右前方下行，胆总管开口于降段内侧壁，局部略凸入肠腔内，为十二指肠乳头。降部与升部间有一小段肠管横行称为水平段。十二指肠球部以远肠管黏膜皱襞呈羽毛状。CT 可显示十二指肠断面，厚度 3 ～ 5mm，但难以显示各层结构；黏膜皱襞断面呈均匀连续齿状形态，外膜面光滑。可配合轴、冠、矢三平面区分四个分段，并沿胆总管走行确定十二指肠乳头的位置。十二指肠周围毗邻胰腺、肝脏、肾脏、胆囊、升结肠及主动脉和下腔静脉，存在肿瘤病变时应注意观察病变与这些脏器的关系。

二、先天变异与病变——胃重复畸形

【典型病例】

患者，女，46 岁，餐后上腹饱胀不适，体检发现胃脾间隙占位（图 5-3）。

【临床概述】

（1）胃重复畸形（gastric duplication）多见于小儿，成人偶发，常表现为囊性灶，出生时通常较小，之后由于分泌物聚集而逐渐增大，多数发生于胃大弯侧。可分为管状型、囊状型及憩室型。

（2）胃重复畸形患者多数无症状，也可出现腹痛、出血等症状，发生于胃窦者可能造成幽门梗阻。

（3）重复胃与正常胃壁共用平滑肌层和胃网膜血管，并可与正常胃腔相通。重复胃腔内可出现胃黏膜、肠黏膜，也曾有报道其内出现异位胰腺组织。

（4）胃重复畸形可并发食管、小肠、十二指肠重复畸形，也可并发其他先天性畸形，如呼吸系统异常等，其病因目前仍存在较多争论。

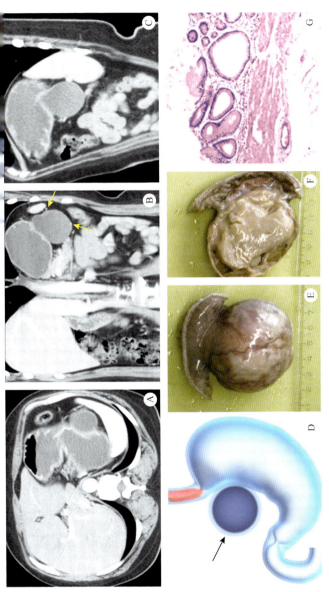

图 5-3　胃重复畸形

A. 轴位增强扫描示胃大弯侧外生性囊性灶，囊壁轻度强化，内层强化为著；B. 冠状位示囊性灶将胃周血管（黄长箭）向背离胃壁侧推移，辅证其为胃壁起源；C. 矢状位示病灶部分略突向胃腔内生长；D. 模式图；E、F. 病理大标本，剖开后见囊性灶内有黏膜皱褶样结构；G. 镜下示囊壁有黏膜及肌层结构

【影像表现】

CT 检查可发现位于胃肠道腔内、壁内或腔外邻近部位的囊性肿块，单房或多房，与所附着的消化道壁相连，囊壁厚、光滑、界限清晰，并多有钙化，增强扫描囊壁可有强化，部分囊壁模糊呈"晕轮征"。

MRI 检查可发现病灶以长纵向弛豫时间（T_1）、长横向弛豫时间（T_2）液性信号为主，偶可因含出血或蛋白成分而呈短 T_1 信号。囊壁增厚和周围炎性渗出提示重复囊肿合并感染。囊肿内实性成分强化提示恶性改变。

【鉴别诊断】

胃重复畸形的鉴别诊断包括肠系膜囊肿、胰腺假性囊肿、大网膜囊肿等，征象缺乏特异性，可结合临床症状及相关病史判断。多数胃重复畸形的确诊手段为剖腹探查。

第二节 上消化道良性病变

一、食管憩室

【典型病例】

患者，男，65 岁，吞咽不适感 3 个月（图 5-4）。

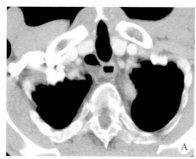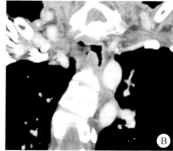

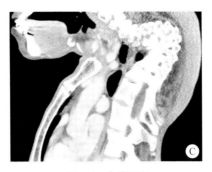

图 5-4　食管憩室

A. 轴位示食管上段右旁含气腔、内见气液平；B. 斜冠状面重建示憩室与食管连接的口部，可见炎性增厚明显强化的黏膜进入憩室内；C. 矢状位示患者颈椎畸形，可能为憩室形成的原因（牵引、外压）

【临床概述】

（1）食管憩室（esophageal diverticulum）分为咽食管憩室（Zenker憩室）、食管中段憩室和膈上憩室。Zenker 憩室多位于咽食管连接附近的后壁、环咽肌之上。食管中段憩室多近隆突水平，常为气管隆突下或肺门旁炎性肿大淋巴结粘连造成，为牵引性憩室或称获得性憩室。膈上憩室多为外压性憩室，与食管运动紊乱相关，体积多较大。

（2）食管憩室患者多数无症状，为胸部 CT 检查时偶然发现。少数可表现为吞咽不适。憩室较大时可伴吞咽困难、反流等症状，极少数合并炎症时可导致食管纵隔瘘或食管气管瘘。

【影像表现】

CT、MRI 不是食管憩室的主要检查手段，怀疑食管憩室应行 X线双对比造影进一步明确。当憩室较大需要手术时，可利用 CT 评价其与邻近组织和脏器的关系。CT 可显示纵隔内食管旁含气腔，多平面重建有助于显示与食管相通的憩室口部与颈部，从而明确诊断。憩室较大者可见潴留食物。合并炎症者增强扫描可见黏膜面高强化及管壁水肿增厚改变，注意与占位性病变鉴别。

【鉴别诊断】

食管憩室多数在胸部 CT 检查时偶然发现，应与气管憩室、纵隔气肿等导致的纵隔内含气病变鉴别，可通过多平面重建找到病变与食管相通的证据。憩室较大且完全为内容物充盈者，需与纵隔肿物鉴别，前者内部密度多不均匀，增强扫描无强化，动态观察形态可变，鉴别困难时可结合 X 线气钡双重对比造影进一步明确。

二、食管异物

【典型病例】

患者，男，82 岁，咽部疼痛逐渐加重 4 天，临床怀疑食管异物（图 5-5）。

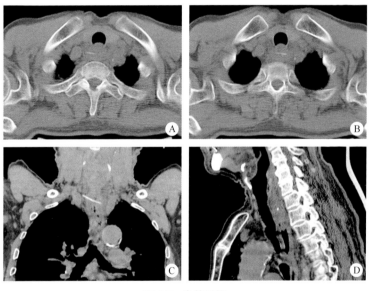

图 5-5 食管异物

A. 轴位示食管上段高密度条状异物，右侧头端穿出食管壁外；B. 轴位示异物左侧头端位于食管壁内，食管壁周增厚；C. 冠状面重建示异物全貌，右侧头端穿出食管壁且与右侧头臂静脉距离较近，但尚未刺入血管内；D. 矢状位示异物横断面

【临床概述】

（1）患者多有吞咽异物病史，伴有异物感、疼痛等症状，症状严重程度与异物性质、梗阻位置和食管壁损伤程度相关。严重者可伴发纵隔脓肿、呼吸困难等。

（2）部分老年人及儿童可能无法明确叙述吞咽异物病史，提示有相应症状时要考虑到本病可能性。

【影像表现】

食管颈段近入口部后壁存在肌性缺损区，是异物最易存留且易于穿孔的部位。详细询问病史及症状，针对性观察食管各段，寻找异物嵌顿的征象，异物密度低显示不清者可结合食管腔扩张等间接征象辅助判断，必要时可结合多平面图像或三维重建观察。时间较长者可伴有食管壁的水肿增厚，严重者可并发咽旁或纵隔脓肿、气肿。

【重点提醒】

应结合多平面重建观察异物的形态、数目、位置及穿出食管壁的情况，对于长尖刺状异物，务必清晰显示两侧头端，以明确异物是否扎入邻近大血管，为临床治疗提供重要信息。

三、胃　息　肉

【典型病例】

患者，男，63岁，进食哽噎感，腹痛不适2月余（图5-6A～C）。

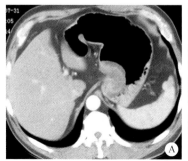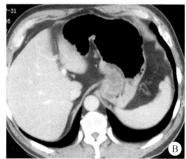

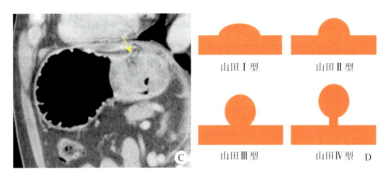

图 5-6　胃腺瘤性息肉

A.轴位,动脉期,胃体部山田Ⅱ型隆起,黏膜起源,突向腔内生长,呈宽基底,黏膜面较光滑,浆膜侧近中部可见脐样凹陷,供血血管由此进入肿瘤内,肿瘤呈不均匀中高度强化,表面覆盖厚层黏液;B.轴位,静脉期,肿瘤呈持续渐进强化(表明内部可能存在纤维化,提示腺瘤恶变可能,后经病理证实);C.矢状位,凹陷脐部可见血管进入(黄长箭);D.模式图,胃息肉的山田分型

【临床概述】

(1)胃息肉(gastric polyps)是一组起源于黏膜的隆起性病变,分为增生性息肉和腺瘤性息肉,多数大小不超过 3cm。

(2)一般直径大于 2cm 的息肉,恶变可能性较大,应行外科切除。

(3)增生性息肉多见,占 75% ~ 90%,常见于慢性胃炎、肥厚性胃炎或胆汁反流性胃炎患者,较少恶变倾向。

(4)腺瘤性息肉少见,多较大,孤立,可发生恶变。

【影像表现】

(1)增生性息肉显示多光滑,呈圆形或椭圆形,直径 1cm 左右,有时较扁平而难以检出;常多发,集中于胃底体及后壁,多无症状,常为偶然发现。

（2）腺瘤性息肉显示常伴分叶状或菜花状外观，可带蒂，多见于胃窦；较大肿瘤浆膜面可见脐样凹陷，以及粗大供血血管由此进入。病变较大且增强扫描呈持续强化者应警惕恶变可能。

（3）由于息肉与胃肠道壁密度、信号相似，且易被胃肠腔内容物掩盖，因此 CT 或 MRI 检查前应做好充分胃肠道准备，如禁食8h、注射低张药物及口服对比剂。

【鉴别诊断】

胃息肉需与黏膜下起源的肿瘤如胃肠间质瘤、神经鞘瘤等鉴别，后者表面被覆黏膜可出现桥样皱襞，据此可与直接起源于胃黏膜的息肉鉴别。宽基底的大息肉，表面不光滑或带有分叶，应与 I 型早癌或博尔曼（Borrmann） I 型进展期胃癌鉴别，腺瘤基底及表面相对较为光滑，附着侧胃壁柔软，而胃癌黏膜面粗糙，邻近胃壁较僵硬。

四、十二指肠腺瘤

【典型病例】

患者，女，56岁，腹胀不适 3 月余（图 5-7）。

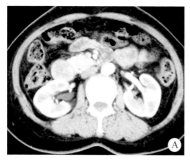
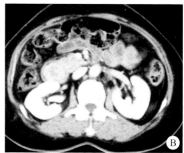

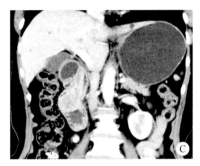

图 5-7　十二指肠腺瘤

A. 动脉期，十二指肠降段腔内类圆形肿块，边缘光滑，中度强化；B. 延迟期，肿块持续强化，表面呈浅分叶状；C. 冠状面重建，显示腔内带蒂肿块，基底位于十二指肠球后内侧壁

【临床概述】

（1）十二指肠腺瘤（duodenal adenoma）是起源于黏膜的良性肿瘤，以组织学正常的十二指肠腺的结节性增生为特征，伴有导管和散在的间质成分。常见部位是十二指肠第一部分和第二部分交接处的后壁。十二指肠腺瘤可分为管状腺瘤、绒毛状腺瘤、混合腺瘤。

（2）本病多表现为上腹不适、隐痛、嗳气、恶心等一般消化道症状；当肿瘤继发炎症、糜烂或溃疡时可出现腹痛、黑便或隐血等。部分也可无症状，为体检时发现。

（3）本病具有恶变可能性，手术是首选治疗方法。

【影像表现】

（1）CT 直接征象为突向肠腔内生长的软组织肿块，平扫密度多均匀。MRI 表现为肠腔内不规则等 T_1 稍高 T_2 信号肿块。边缘锐利，有时可呈菜花状，增强扫描呈中度均匀强化。

（2）明显强化的黏膜于病变所在区域中断，有时表面可伴溃疡形成。

（3）多平面重建可显示腺瘤的基底及蒂的位置和结构，辅助手术方案的制订。

（4）十二指肠乳头部腺瘤可导致胆系梗阻，出现胆胰管扩张的"双管征"、胆囊增大等间接征象。

【鉴别诊断】

十二指肠腺瘤需与黏膜下起源的间叶源性肿瘤鉴别，如胃肠间质瘤、平滑肌瘤、神经鞘瘤等，后者多数伴桥样皱襞可资鉴别；胃肠间质瘤多为中高度强化，容易发生囊变、坏死而导致密度不均匀，其溃疡多为潜掘状或裂隙状，可与腺瘤鉴别。

五、异 位 胰 腺

【典型病例】

病例一　患者，女，58 岁，腹胀不适 3 个月（图 5-8）。

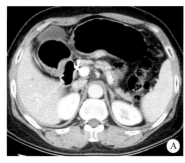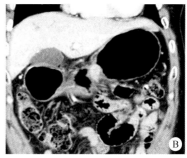

图 5-8　胃异位胰腺（1）

A. 胃角部后壁黏膜下结节，大小约 1.5cm×0.7cm，明显强化，边缘模糊，被覆黏膜略厚（腺体为主型）；B. 冠状位示内部线状低强化导管征

病例二　患者，女，52 岁，腹痛 2 周（图 5-9）。

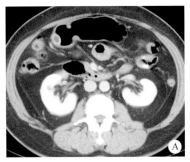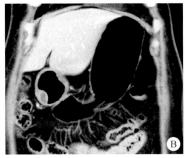

图 5-9　胃异位胰腺（2）

A. 胃窦大弯侧黏膜下低密度灶，大小约 1.8cm×1.0cm，边缘模糊，被覆黏膜增厚、明显强化（腺管为主型）；B. 冠状位示病变呈梭形，长短径比值＞1.4

【临床概述】

（1）异位胰腺（heterotopic pancreas）好发于胃窦及十二指肠，可具备正常胰腺组织的任何成分，根据各种成分所占比例的不同而表现出不同的影像征象。起源于黏膜下层或肌层，很少累及黏膜和浆膜，多突向腔内生长。

（2）临床症状与部位、大小、黏膜受累情况等有关，多数表现为腹痛、腹胀等非特异性症状，如异位胰腺分泌消化液破坏组织和血管，则可导致消化道出血等症状；如合并炎症或假性囊肿改变，则可能引起梗阻。

【影像表现】

（1）胃黏膜下结节或肿块，多数较小，突向腔内生长，直径不超过3cm。

（2）病灶常呈梭形或扁平形态，肿瘤长短径比值多＞1.4，边界常模糊欠清。

（3）病灶可呈实性、囊性或囊实混合性。实性成分与胰腺组织成分相同，主要由腺泡组成，MRI T_1WI 平扫呈具有胰腺组织特征性的高信号（图 5-10）。

（4）被覆黏膜层常增厚、伴明显强化，为黏膜继发炎性改变所致。部分可见"脐凹征"及"中心导管征"。

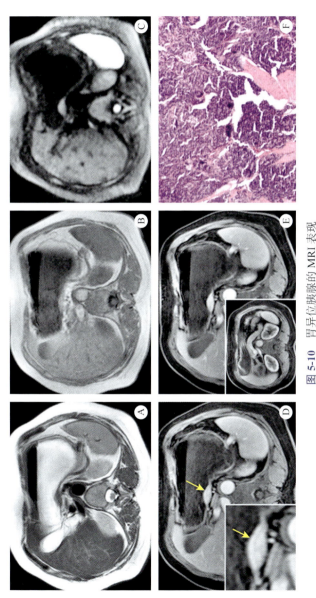

图 5-10　胃异位胰腺的 MRI 表现

A. 胃角后壁突向腔内实性结节，呈梭形，长短径比值＞1.4，呈等 T_2 信号；B. T_1WI 呈等—稍高信号；C. DWI 呈稍高信号；D. 增强扫描动脉期呈高强化，左下角放大图像可见表面被覆强化程度更高的黏膜层（黄长箭）；E. 增强扫描延迟期呈持续高强化，强化幅度高于正常胰腺（左下角），说明内部以腺体成分为主；F. 病理为异位胰腺，可见内部腺体成分密集，无明显导管成分

（5）增强扫描病灶强化特征与病变内部成分相关：与正常胰腺成分相似者强化与胰腺同步；以腺体成分为主者可明显强化（**图 5-8**）；导管及间质成分为主者呈低强化（**图 5-9**），伴扩张导管或假性囊肿者可表现为囊性密度。

【鉴别诊断】

异位胰腺需与胃肠间质瘤、平滑肌瘤、神经鞘瘤等黏膜下占位鉴别，异位胰腺多呈梭形形态，长短径比值＞1.4，被覆黏膜常增厚并呈高强化，肿瘤较小时因含扩张腺管结构也可出现囊性灶，而其他黏膜下肿瘤多呈类圆形或椭圆形形态，较小时密度多较均匀，边界较清晰，被覆黏膜厚度强化多正常。

【知识扩展】

50% 的异位胰腺发生于胃窦至十二指肠区域。

六、食管胃底静脉曲张

【典型病例】

病例一　患者，男，69 岁，患乙型肝炎、肝硬化 10 余年，因怀疑肝脏占位就诊（**图 5-11**）。

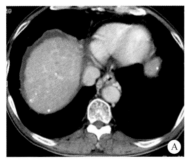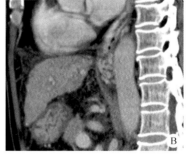

图 5-11　食管静脉曲张 CT 表现

CT 轴位（A）及矢状位（B）图像示食管下段静脉曲张，可见管壁增厚、明显强化、断面呈类圆形及迂曲线条状，同时显示食管周围血管伴随的增粗迂曲改变

病例二　患者，男，50 岁，患乙型肝炎、肝硬化 10 余年，原发性肝癌射频消融术后 2 年（图 5-12）。

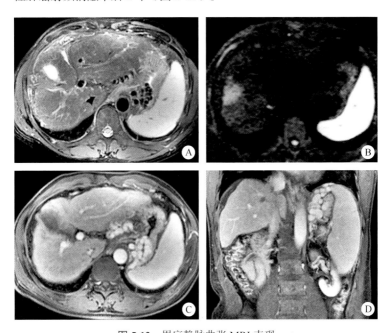

图 5-12　胃底静脉曲张 MRI 表现

A. T_2WI 轴位图像示胃底后壁多发迂曲流空血管影；B. DWI 图像呈无信号；C、D. 轴位增强（C）及冠状位增强（D）示迂曲扩张血管

【临床概述】

轻度食管胃底静脉曲张（esophageal-gastric fundal varices）可无明显临床症状，通常有较严重的静脉曲张，由于病变部位食管黏膜变薄，曲张的静脉容易受到食物磨损或黏膜溃烂而破裂，导致呕血，甚至大出血导致患者死亡。

【影像表现】

黏膜下层静脉曲张 CT 平扫表现为食管或胃底壁增厚，管腔轮廓不规则，曲张静脉向管腔内突出，严重者呈肿块样。MRI 检查于

T$_2$WI 可见流空血管影。诊断食管胃底静脉曲张，通常需要进行动态增强扫描。增强扫描时，管壁明显均匀强化，强化程度与腔静脉或降主动脉相似，但强化高峰出现相对较晚，强化持续时间较长，呈现延迟性强化。曲张的静脉可呈圆形、类圆形或结节样凸向管腔，使管腔呈锯齿状。这些表现可单独出现或伴随食管胃底旁静脉曲张出现。

【鉴别诊断】

食管胃底静脉曲张需与其他引起食管和胃壁增厚的占位性病变鉴别，一般增强扫描显示黏膜下迂曲增粗的血管即可明确区分。

第三节　上消化道恶性肿瘤

一、食　管　癌

【典型病例】

患者，男，52 岁，胸痛、进食哽噎感 2 月余，发病以来体重下降 6kg（图 5-13）。

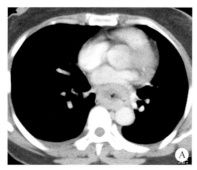
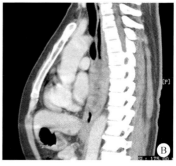

图 5-13　食管癌

A、B 分别为食管中下段癌的轴位和矢状位图像。轴位示食管壁环周增厚、明显强化，管腔缩窄，黏膜面不规则，可见表浅溃疡，外膜面毛糙、模糊，压迫左心房，与主动脉关系密切；矢状位直观显示癌肿沿长轴侵犯范围、黏膜侧不规则低密度区及上段食管腔扩张

【临床概述】

（1）食管癌（esophageal carcinoma）预后较差，病理学上绝大多数为鳞状细胞癌；腺癌仅占少数，主要发生于食管胃结合部。

（2）早期食管癌生长缓慢，当出现症状时，肿瘤多已为进展期癌。患者主诉包括进食时哽噎感，胸骨后或背部不适感或烧灼样、针刺样疼痛，形成气管食管瘘时可有进食时呛咳，至晚期会有呕吐、呕血、体重显著减轻。

（3）由于食管绝大部分无浆膜覆盖，纵隔内结构如心脏、主动脉、气管支气管、肺等直接受侵的风险较高。

（4）淋巴结转移可以引起淋巴管阻塞导致逆流，因此淋巴结转移可沿纵隔纵向分布。

【影像表现】

（1）管壁增厚：因正常食管壁较薄，当病变管壁增厚不明显时常难以检出，结合矢状位对比癌肿上下两侧的正常食管，能够提高对癌肿的检出能力。食管癌引起管壁增厚早期主要表现为偏心性不对称管壁增厚，进一步可发展为环周性增厚。

（2）管腔改变：癌肿食管壁僵硬，管腔往往变窄，有时在 CT 上显示不清；狭窄明显者上段正常食管可扩张，有时可见潴留物。

（3）异常强化：食管癌多数呈相对高强化，肿瘤较大时可发生变性坏死导致强化不均匀。

（4）黏膜溃疡：食管癌增厚较明显时可显示溃疡，表现为黏膜侧的缺损、不规则，可见低密度内容物充填。

（5）周围侵犯：食管癌侵出外膜可导致外膜面模糊不清，周围脂肪间隙密度增高，可见毛刺、索条或结节。纵隔内容易受侵的结构包括主动脉、气管支气管、心包等，一般测量肿瘤和主动脉的接触面，$> 90°$ 则提示主动脉受侵可能性大；肿瘤明显压迫且凸入气管腔内或心包内要考虑侵犯的可能性。

（6）MR 扫描不必注射对比剂即能显示肿瘤和大血管的关系；软组织对比清晰，能清楚显示肿瘤是否侵及邻近结构。

【鉴别诊断】

本病需与其他引起食管壁增厚的病变，包括食管静脉曲张和食管炎鉴别，前者增强扫描可见壁内迂曲增粗的静脉血管，后者一般强化程度较低、外膜模糊伴水肿改变，管壁僵硬感不明显，可与食管癌鉴别。平滑肌瘤一般表现为黏膜下结节或肿块样病灶，鉴别不难。

【重点提醒】

食管癌诊断时应注意结合多平面重建图像，尤其是轴位和矢状位，轴位可逐层观察癌肿侵出外膜的情况及其对周围脏器组织的侵犯，测量癌肿厚度，并评价淋巴结转移情况；矢状位可测量癌肿长轴累及的范围，显示癌肿位置，判断其与主动脉弓、气管隆突及食管胃结合部等关键解剖位置的距离，辅助手术方案的制订。

二、胃 癌

【典型病例】

患者，男，45 岁，腹痛、食欲缺乏 3 个月，发病以来体重下降 5kg（图 5-14）。

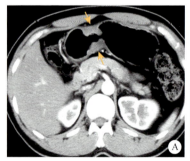
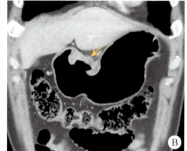

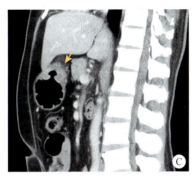

图 5-14　胃癌

A. CT 轴位图像示胃窦壁局限性增厚，凸向胃腔内，黏膜侧浅溃疡（黄长箭），与邻近扩张变薄的正常胃壁分界较为截然，为 Borrmann Ⅱ型，浆膜面清晰；B. 冠状位图像示癌肿位于胃窦小弯侧凸向胃腔内，火山口状宽大溃疡显示清晰，浆膜侧局部结节样外突（黄长箭），符合 cT4a 征象；C. 矢状位图像示癌肿位于小弯侧顶部，溃疡深（黄长箭），浆膜侧周围脂肪间隙内模糊片状影，但与胰腺、肝脏和横结肠脂肪间隙均存在，进一步证实 cT4a 分期

【临床概述】

（1）胃癌（gastric carcinoma）多为起源于胃黏膜上皮的腺癌病变，包括黏液腺癌、印戒细胞癌等特殊类型。

（2）胃癌分为早期癌和进展期癌，我国以进展期胃癌为主（＞85%）。

（3）本病 50 岁以上人群好发，男性发病率高于女性。

（4）临床症状包括腹痛不适、体重下降、食欲缺乏、黑便，亦可无任何不适体征。

（5）原发癌的侵袭性依据癌肿侵犯胃壁的深度判断。

（6）胃癌的播散途径最常见为淋巴结转移，其次为腹膜转移和肝转移。

【影像表现】

要用对比剂充分扩张胃腔以准确评估胃壁厚度，对比检出癌肿，应采用阴性对比剂（气或水）。

（1）胃癌的形态（**图5-15**）主要包括胃腔内肿块（**图5-15A**）、胃壁增厚伴凸向腔内的溃疡（**图5-15B**）和胃壁弥漫性增厚（**图5-15C**），早期胃癌可见黏膜面局限性线样高强化（**图5-15D**），溃疡可不明显。

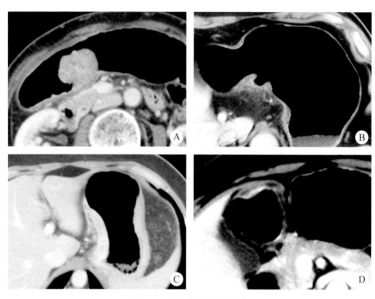

图5-15　胃癌的不同形态

（2）癌肿胃壁僵硬、胃腔狭窄，动脉期黏膜面线样明显强化破坏、消失，黏膜皱襞隆起、变窄、融合、消失，增强扫描可见癌肿胃壁异常高强化，浆膜面毛糙模糊，周围脂肪间隙密度增高并索条、结节。

（3）胃癌易发生纤维化（呈结缔组织反应），影响对比剂的廓清，故强化特征多呈渐进性。

（4）根据胃癌形态及其与邻近胃壁的关系分为Borrmann Ⅰ～Ⅳ型：Ⅰ型，蕈伞型（**图5-16A**）；Ⅱ型，局限溃疡型（**图5-16B**）；Ⅲ型，浸润溃疡型（**图5-16C**）；Ⅳ型，弥漫溃疡型（**图5-16D**），分型越高则预后越差。

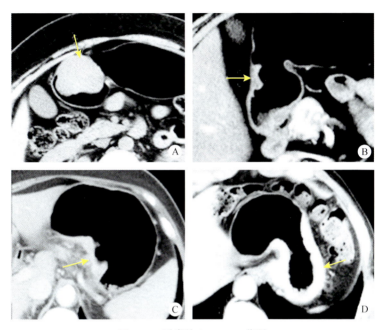

图 5-16　胃癌的 Borrmann 分型

A. Ⅰ型；B. Ⅱ型；C. Ⅲ型；D. Ⅳ型

（5）进展期胃癌可伴周围脏器侵犯，在肝脏、胰腺（图 5-17A）等实质脏器内形成肿瘤浸润或造成邻近结肠壁增厚。

（6）进展期胃癌常伴淋巴结、腹膜及脏器转移，应仔细观察胃淋巴结引流区域（图 5-17B）及邻近腹膜网膜等位置。

（7）黏液腺癌可显示片状低强化黏液湖和（或）泥沙样钙化（图 5-17C），印戒细胞癌常呈明显强化。

（8）MRI 可辨识胃壁多种信号特征，代表不同的组织成分（图 5-18）。

【鉴别诊断】

1. 扩张不良的正常胃壁 为了克服胃壁假性增厚的干扰，CT 检查前常规肌内注射消旋山莨菪碱（654-2）降低胃壁张力，有利于口服对比剂存留，使正常胃壁充分伸展，从而与癌肿形成厚度对比而利于后者的检出、显示和范围判断。但当存在低张禁忌证或低张效果不佳时，正常胃壁也可能由于张力收缩而表现为假性增厚，这一情况尤其易于发生在胃底贲门和胃窦部区域。此时可借助相关征象进行辅助判别：①胃黏膜形态：扩张不良正常胃壁仍可见波浪状黏膜纹理的存在，以及黏膜沟内存留的气泡影；而起源于黏膜的胃癌则难再显示。②各时相胃壁形态的变化：正常胃壁由于存在蠕动，在增强各时相胃壁的形态往往出现明显变化，而癌肿胃壁僵硬，很少随时间而发

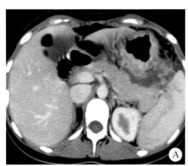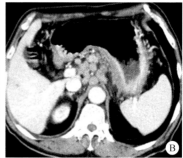
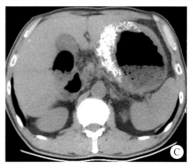

图 5-17　胃癌的转移

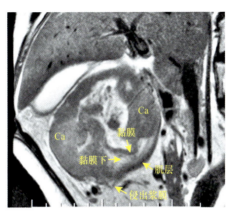

图 5-18　T₂WI 高分辨率成像显示胃癌及胃壁组织信号

胃短轴面，胃前后壁等 / 稍高信号为癌肿活性区，上壁低信号为溃疡底部纤维化区，下壁
残余部分未破坏正常胃壁组织，内外侧低信号分别为残余的黏膜和肌层，中间高信号
为水肿或脂肪增生的黏膜下层；同时清晰显示癌肿下壁小灶侵出浆膜征象，MRI 分期
cT4a。Ca：胃癌

生形态的明显改变。③强化特征的差异：正常胃壁分层强化，动脉
期黏膜面明显高强化，至静脉期强化程度即迅速下降；而胃癌多为
持续高强化，并常常表现为自黏膜侧向浆膜侧的对比剂渐进性充填。

2. *消化性溃疡及胃炎性病变*　CT 不是消化性溃疡和胃炎性病变
的首选和常规检查手段，但 CT 检查偶然发现此类胃壁增厚时需与恶
性溃疡进行鉴别。消化性溃疡多为腔外溃疡，溃疡口部的胃壁可形
成环周隆起，并向溃疡口轻度翻入，造成溃疡口部相对较窄，相当
于钡餐造影的"项圈征"或"狭颈征"。溃疡周围的胃壁增厚常以
黏膜下水肿改变为主，CT 增强多为低强化，且伴内部增粗迂曲血管，
这些征象在胃癌中是比较少见的。

胃炎性病变致病诱因包括幽门螺杆菌感染、饮酒、口服阿司匹
林等非甾体抗炎药、紧张、病毒或真菌感染等，胃窦部好发。CT 表

现为胃壁增厚且柔软，多为对称、均匀性增厚，强化程度多偏低，动脉期可见分层，但均为非特异性征象；出现息肉或分叶状皱襞时与胃癌和淋巴瘤鉴别困难。

3. **胃肠间质瘤**（gastrointestinal stromal tumor，GIST） 呈肿块形态，与多数胃癌呈胃壁增厚伴溃疡改变不同，需要鉴别的是 I 型隆起型早期胃癌和 Borrmann I 型蕈伞型进展期胃癌，两者均可表现为凸向胃腔内的肿块。鉴别要点在于两者起源不同，GIST 起源于黏膜下，由于表面黏膜覆盖并保护肿瘤，往往出现"桥样皱襞"征象，CT 动脉期显示高强化的黏膜层跨过肿瘤表面，并与邻近正常胃黏膜相延续；而胃癌起源于黏膜本身，表面黏膜已破坏，故无"桥样皱襞"，且由于病变直接与胃腔接触，表面往往较 GIST 更粗糙不平。另外，两者的溃疡形态不同，GIST 溃疡形成机制为肿瘤内部坏死，坏死物穿透黏膜后排入胃腔内形成，故多呈潜掘状、裂隙状和烧瓶状形态；而胃癌溃疡为黏膜面病变直接坏死、脱落形成，多呈较宽大的火山口状。

4. **淋巴瘤** 多表现为胃壁增厚，但其生物学行为与胃癌不同，往往在间隙内排列浸润而很少造成纤维化，胃壁相对较软且外侵改变不明显，CT 表现为"一低二不符"征象：强化程度较低且均匀，胃壁明显增厚与胃腔狭窄不明显及浆膜面外侵程度较轻不成比例，这可与胃癌僵硬的胃壁及胃腔明显狭窄鉴别。需要注意的是，胃黏膜相关淋巴组织淋巴瘤由于多为胃部幽门螺杆菌感染导致的 B 细胞异常增殖所致，CT 上也可出现分层状高强化，并易出现溃疡，有时与胃癌鉴别困难，确切区分需要行胃镜活检。

5. **异位胰腺** 好发位置为胃窦及十二指肠，起源于黏膜下，多向腔内生长。CT 显示局限性胃壁增厚或梭形结节样黏膜下占位，边界常模糊，由于被覆黏膜层常伴炎症，故可见增厚及高强化，病灶长短径比值多 > 1.4。增强扫描可与胰腺同步，但根据成分不同，也可表现为不同的强化特征，如胰管结构为主者强化程度多低于胰腺，而腺体结构为主者强化程度多高于胰腺。

【重点提醒】

（1）胃为空腔脏器，胃壁有一定的张力且存在自发蠕动，直接行 CT 检查不利于病变的检出，故胃部检查前准备尤为重要，首先需低张抑制胃蠕动、降低胃壁张力，保证口服对比剂在胃腔内的存留，充分扩张正常胃壁，突出显示癌肿及其范围边界；其次应用阴性对比剂充盈胃腔，以气体充盈最佳；最后要进行呼吸训练，消除运动所致伪影的干扰。

（2）由于胃三维迂曲走行的特性，诊断时需要轴、冠、矢三平面图像联合，以准确评估胃部病变的形态、侵犯范围及浆膜面浸润情况。轴位可观察贲门胃底及胃体胃窦的前后壁，显示腹腔干及其分支血管，观察脾门的侵犯情况。冠状位可辅助显示胃角病变，判断癌肿沿大小弯浸润的范围。矢状位可观察胃前后壁及胃角顶壁，以及癌肿延伸至腹段食管和十二指肠的长度，侵犯胰腺、横结肠及肝脏的情况等，矢状位还有助于观察大网膜及横结肠系膜的转移情况。研究认为，结合多平面重建图像，T 分期的准确率可提高 10% ~ 20%。

（3）通过宽窗可提高对胃癌侵出浆膜面和腹膜转移判断的敏感性，若窗宽过窄，腹腔脂肪间隙信息丢失则很可能忽略早期腹膜转移造成的"卷发征""污迹征"等征象。

（4）需要两期或以上的增强时相，并兼顾黏膜及胃壁各层的显示和癌肿的检出。动脉期适当后延（注药后 40s）可显示黏膜中断及癌肿早期强化情况；静脉期可突出病变与胃壁对比，评价淋巴结转移。

（5）影像检查报告要兼顾原发灶、淋巴结和腹腔转移情况，淋巴结要按分组（No.1 ~ 16 组）报告。

三、胃肠间质瘤

【典型病例】

患者，女，61 岁，腹部不适 2 个月（**图 5-19**）。

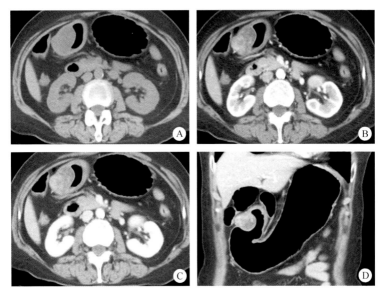

图 5-19 胃肠间质瘤

A. 胃窦大弯侧肿物，平扫为低密度。B. 增强动脉期，病变不均匀明显强化，可见胃周血管向外侧推移，证明病变为胃壁起源；黏膜侧桥样皱襞完整连续，提示病变为黏膜下起源。C. 增强静脉期，病变强化程度进一步升高，可结合动静脉期的征象联合判断，考虑胃肠间质瘤。D. 冠状位显示肿瘤和胃壁的关系

【临床概述】

（1）胃肠间质瘤（gastrointestinal stromal tumor，GIST）是消化道最常见的原发性间叶组织来源肿瘤，该肿瘤曾在相当长一段时期被划分在平滑肌瘤中，随着病理学的发展，人们逐渐认识到 GIST 具有独特的形态学、免疫表型和遗传学特征。GIST 由梭形细胞构成，表达 CD117和（或）DOG-1 蛋白，目前倾向其起源于控制胃肠道起搏的 Cajal 间质细胞。好发部位为胃（60% ~ 70%），其次为小肠（20% ~ 30%），食管和结直肠占 5% ~ 10%，另有极少数可原发于网膜和肠系膜。

（2）GIST 早期可无任何症状和体征，常为体检发现或腹部手术过程中发现。GIST 病变较大时可伴随的临床表现包括胃肠道出血、

腹痛不适及腹部肿块。有时可伴发热、食欲减退、体重减轻和贫血。有报道个别病例以肿瘤自发性破裂并弥漫性腹膜炎为首发表现。

【影像表现】

（1）GIST 起源于消化道壁黏膜下层，显示为表面光滑、与周边消化道壁分界截然的肿块，可位于胃壁内、凸出于胃腔内外，或呈哑铃状；形态学上可分为壁间型（Ⅰ型）、内生型（Ⅱ型）、外生型（Ⅲ型）及哑铃型（Ⅳ型），通过 CT 及 MRI 可直观显示肿瘤形态、进行大体分型。

（2）GIST 多起源于肌层，可见完整、光滑、连续的黏膜皱襞跨过肿瘤表面，形成"桥样皱襞"典型征象（图 5-20）。

（3）GIST 肿瘤较大者可伴溃疡形成，由于被覆黏膜的保护，GIST 溃疡为由内而外形成，形态多为窄口宽基，呈潜掘状、烧瓶状或裂隙状。

（4）肿块内部常可见囊变、黏液变、出血、坏死等，导致密度混杂不均，增强扫描后强化不均匀.偶见团块状钙化。

（5）肿瘤血供丰富，增强扫描呈中高度强化，延迟扫描强化幅度多持续升高。

（6）常见肝转移及腹腔种植转移，淋巴结转移少见。

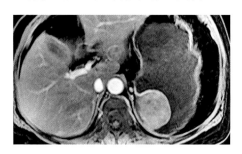

图 5-20　胃底 GIST

T₁WI 增强扫描显示病灶表面完整、光滑及连续的黏膜，形成"桥样皱襞"

【鉴别诊断】

胃 GIST 应与Ⅰ型早期胃癌及 Borrmann Ⅰ型进展期胃癌鉴别，

桥样皱襞是鉴别的关键点：GIST 起源于黏膜下，故表面高强化的黏膜皱襞连续完整且较光滑；而胃癌本身起源于黏膜，黏膜高强化消失且表面多凹凸不平。GIST 肿瘤较大时可侵及多个脏器，应与邻近脏器起源的肿瘤鉴别，此时应通过多平面重建仔细观察肿瘤与各脏器的关系，并借助血供起源辅助判断，明确为本源脏器还是外压浸润。

【知识拓展】

根据肿瘤与消化道壁的相对关系，GIST 可分为 4 种大体类型：Ⅰ型，壁内型，肿瘤体积常较小，在胃肠壁内生长呈类圆形或梭形；Ⅱ型，腔内型，肿瘤主体凸向胃肠腔内生长；Ⅲ型，腔外型，肿瘤主体凸向胃肠腔外生长；Ⅳ型，哑铃型，肿瘤同时向胃肠腔内外两侧生长，中间跨越肌层部分挤压变窄，使得肿瘤整体呈现哑铃状形态。

四、胃淋巴瘤

【典型病例】

病例一　患者，男，68 岁，腹胀不适 1 个月（**图 5-21**）。

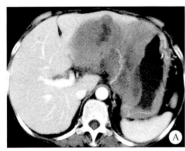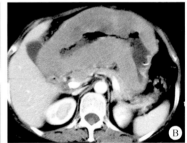

图 5-21　胃淋巴瘤（1）

CT 增强动脉晚期横断面图像。A. 近端胃壁显著增厚，轻度强化，其内见迂曲增粗的血管穿行；B. 胃体胃窦壁环周显著增厚（＞3cm），均匀中低强化，浆膜面较光滑

病例二　患者，男，28 岁，腹痛 2 个月，近期黑便，体重下降 5kg（**图 5-22**）。

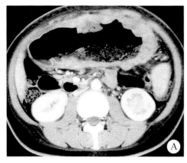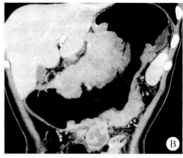

图 5-22　胃淋巴瘤（2）

CT 增强扫描静脉期图像。A. 胃大弯侧胃壁不规则增厚，胃腔扩张；B. 冠状位显示胃小弯胃壁增厚显著，强化均匀，浆膜面光滑，对应胃腔缩窄不明显

【临床概述】

胃淋巴瘤（gastric lymphoma）可分为原发性和继发性两类，起源于胃或早期以消化系统症状为表现的淋巴瘤多为原发性淋巴瘤；胃部病变为全身淋巴瘤一部分者称为继发性淋巴瘤，临床上以后者多见。

胃黏膜相关淋巴组织（mucosa-associated lymphoid tissue，MALT）淋巴瘤是一种特殊类型的淋巴瘤，属于非霍奇金淋巴瘤中的外周 B 淋巴细胞肿瘤。目前多数研究表明胃 MALT 淋巴瘤的发病与幽门螺杆菌感染关系密切，在抗原的长期刺激下，胃 MALT 产生免疫应答及局部炎症，发生免疫反应性淋巴增殖，继而产生异常增殖而导致淋巴瘤。

胃淋巴瘤最常见的症状为上腹痛、体重下降及厌食，与胃癌相比恶病质较少见。淋巴瘤不易引起管腔狭窄，也不易影响蠕动，故梗阻少见或程度较轻。淋巴瘤一般不引起溃疡，黑便或大便隐血相对少见。部分患者可触及腹部肿块，穿孔并发症较胃癌多见，可能由淋巴瘤纤维化较少所致。

【影像表现】

胃壁增厚明显（常＞ 2cm），与正常胃壁呈渐进移行；因淋巴瘤易于浸润肌间神经丛，同时又很少产生成纤维反应，病变消化道壁相对柔软，影像表现为两个"不成比例"，即显著增厚的胃壁与胃腔缩窄程度不成比例，以及增厚的胃壁与浆膜外侵程度不成比例。增强扫描肿瘤多呈中度均匀强化，内部可见增粗迂曲的血管穿行。常可伴肿大淋巴结，圆而光滑，强化均匀，坏死少见。可伴有脾大，强化均匀。

胃 MALT 淋巴瘤胃壁增厚程度相对较轻（常在 2cm 以下），且因继发于炎症反应，增强扫描可呈不均匀中高度强化，影像学上与胃癌鉴别困难，多需内镜活检定诊。

【鉴别诊断】

胃淋巴瘤应与 Borrmann Ⅳ型胃癌鉴别，结合胃壁增厚程度及淋巴瘤两个"不成比例"的特点多能鉴别。Borrmann Ⅳ型胃癌厚度较少超过 3cm，且此时胃腔狭窄和浆膜外侵程度均较重，强化程度也较高。另外双对比造影根据胃壁软硬度也可辅助判断。

五、胃神经内分泌肿瘤

【典型病例】

病例一　患者，女，68 岁，腹部不适 3 个月（图 5-23）。

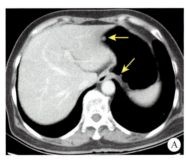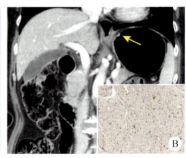

图 5-23　胃神经内分泌肿瘤（1）

CT 增强扫描门静脉期。A. CT 轴位，食管胃结合部及胃体小弯侧黏膜面各见一枚小结节凸向胃腔内（黄长箭）；B. CT 冠状位示食管胃结合部黏膜下小结节（黄长箭）。右下方病理示 Ki-67 指数 5%，符合 G2 级胃神经内分泌肿瘤

病例二 患者，女，51 岁，腹痛、食欲缺乏 2 个月（图 5-24）。

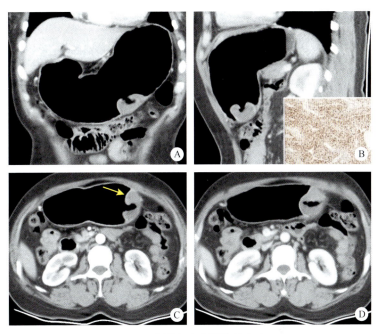

图 5-24 胃神经内分泌肿瘤（2）

A. CT 轴位、动脉期，显示胃体大弯侧腔内溃疡，环堤表面见高强化黏膜覆盖，提示肿瘤起源于深部黏膜层或黏膜下层；B. CT 轴位，静脉期，肿瘤持续高强化；C、D. CT 冠状位及矢状位显示肿瘤边缘与胃壁交界截然（黄长箭），为 Borrmann Ⅱ型。右下方病理显示 Ki-67 指数 70%，符合胃神经内分泌癌

【临床概述】

（1）神经内分泌肿瘤（neuroendoerine neoplasm，NEN）是一组起源于具有胺前体摄取和脱羧能力的神经内分泌细胞的肿瘤，可发生于全身多器官和组织，其中胃肠胰神经内分泌肿瘤（gastroenteropancreatic neuroendocrine neoplasm，GEP-NEN）最常见，占所有神经内分泌肿瘤的 55% ～ 70%。

（2）2019 年 WHO 修订了 GEP-NEN 的分类和病理分级标准，主要分为神经内分泌瘤（neuroendocrine tumor，NET）和神经内分泌癌（neuroendocrine carcinoma，NEC）。按增殖活性、组织学形态及生物学行为分级，NET 分为 G1 级、G2 级、G3 级，NEC 分为小细胞 NEC 及大细胞 NEC。该分级与肿瘤的复发、转移及预后有很好的相关性，可作为指导治疗的重要依据。

（3）胃 NEN 以女性患者居多，且女性患者预后优于男性，肿瘤多位于胃底部和胃体部。

（4）肿瘤大体类型：胃 NET 以息肉型和隆起型为主，胃 NEC 以溃疡型或弥漫浸润型为主。

（5）绝大多数胃 NET 患者起病隐匿，无特异性临床症状，胃 NEC 患者可出现类似胃癌的临床症状。

【影像表现】

（1）胃 NET 多表现为息肉样隆起，常多发，多数直径小于 10mm，较少引起胃壁的增厚。

（2）胃 NEC 多表现为胃壁增厚、腔内外肿块和溃疡形成，类似于 Borrmann Ⅱ 或 Ⅲ 型胃癌；少数病例表现为胃壁弥漫性增厚，类似于 Borrmann Ⅳ 型胃癌。随着肿瘤病理分级的增高，其生长方式趋向于浸润生长。

（3）多数胃 NEN 表现为动脉期中高度强化，密度多较均匀，且常表现为静脉期或延迟期持续强化。

【重点提醒】

对于胃 NET，CT 可能会漏诊，或者低估病灶的数量，需要结合内镜进行明确；对于胃 NEC，CT 常难与胃癌鉴别，前者由于起源于黏膜深部的神经内分泌细胞，有时表面可见残余的黏膜高强化。NEN 的诊断仍需依靠胃镜病理检查，CT 检查的意义主要在于进行分期评价，对于浆膜外侵、周围脏器侵犯、手术可切除性及转移的判断，以及化疗疗效的评价。

第四节　上消化道疾病影像诊断进展

一、胃癌影像诊断进展

胃癌 T 分期（表 5-1，图 5-25）：内镜活检对胃癌的诊断准确率在 95% 以上，CT 检查报告如果只给出诊断则对于临床的意义不大。随着影像技术的发展与个体化诊疗、多学科诊疗团队（MDT）理念的推广，胃癌影像学检查越来越重视分型分期、疗效预测与评价等决定临床治疗方案选择的关键问题。

表 5-1　胃癌 T 分期（2017 年 AJCC 第 8 版）

分期	MDCT 征象标准
T1（侵犯黏膜或黏膜下层）	黏膜侧高强化癌肿及黏膜下层连续完整的低密度条带，或低密度条带未显示，但高强化癌肿厚度不超过胃壁总厚度的 50%
T2（侵至固有肌层）	黏膜下层低密度条带中断，且高强化癌肿厚度超过胃壁总厚度的 50%，但未触及稍高强化的肌层外边界
T3（侵至浆膜下层）	癌肿累及胃壁全层，但胃壁浆膜面光滑连续，邻近脂肪间隙清晰
T4a（侵出浆膜）	癌肿累及胃壁全层，且浆膜面多发毛刺、索条、结节状外突，或浆膜面模糊不清伴周围脂肪间隙片状高密度浸润，可伴浆膜面"亮线征"
T4b（侵犯周围脏器）	胃癌病变和邻近器官结构的脂肪间隙消失，或直接侵犯邻近脏器

胃癌淋巴结转移评价：淋巴结转移的判断对于预测胃癌预后有重要意义，由于胃周引流淋巴结数目众多且所处腹部背景复杂，建立规范的阅读策略对于提高检出率、减少遗漏有重要意义。为了提高小淋巴结的检出率，推荐在 PACS 工作站以电影软阅读的方式进行。动态调窗观察，以宽窗检出低密度小淋巴结，对背景脂肪少或与病变融合不易分辨的情况，则调至窄窗观察。建立合理的检出顺序：按分布关系及血管走行将胃周淋巴结分成 4 个观察区，由上到下、

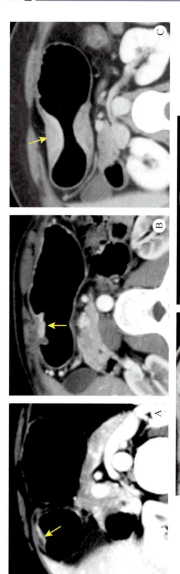
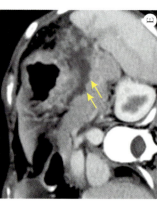
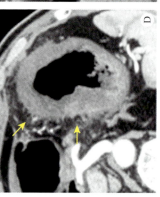

图 5-25 胃癌 T 分期

A. T1 期; B. T2 期; C. T3 期; D. T4a 期; E. T4b 期

由中心到外周顺序观察。A 区：No. 1 → 3 → 5 → 6 → 4 → 2；B 区：No. 9 → 7 → 8 → 11 → 10；C 区：No.12 → 13 → 14 → 15；D 区：No.16（图 5-26）。

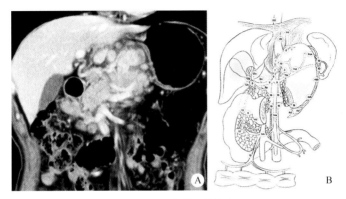

图 5-26　胃癌淋巴结转移

A. CT 增强门静脉期多平面重建图像，显示胃小弯旁、腹腔动脉周围、脾血管周围、肠系膜上静脉旁多发肿大淋巴结；B. 胃癌淋巴结分组示意图

胃癌腹膜转移的评价（图 5-27）：胃周脏器众多，多与胃通过腹膜或韧带连接或相隔，CT 诊断时应注意对腹膜转移位置的全面观察，包括大网膜（胃结肠韧带）、横结肠系膜、肝胃韧带、壁（后）腹膜、肝周被膜、小肠系膜等多个潜在转移位置和腔隙。

二、胃肠间质瘤影像诊断进展

甲磺酸伊马替尼（格列卫）应用于胃肠间质瘤（GIST）靶向治疗后，将其不足 20% 的化疗有效率提高至 80% 以上，从而被誉为"现代抗肿瘤治疗的典范"。目前国际上实体肿瘤临床疗效评价普遍采用的是实体瘤临床疗效评价标准（response evaluation criteria in solid tumor，RECIST）1.1，该标准以肿瘤长径缩小 30% 以上作为治疗缓

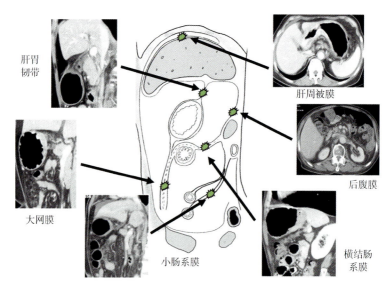

肝胃韧带

肝周被膜

后腹膜

大网膜

小肠系膜

横结肠系膜

图 5-27　胃癌腹膜转移

解的指标。但是，GIST 靶向治疗有效者组织成分改变往往表现形式多样，常以坏死、出血、囊变及黏液变为主，此时体积缩小不明显甚至增大。RECIST 1.1 仅仅考虑体积因素，无法反映 GIST 治疗早期的组织成分改变，因而对 GIST 靶向治疗疗效评价的应用价值受到质疑，众多研究也客观证明 RECIST 1.1 与 GIST 靶向治疗预后相关性较差。

鉴于此，MD 安德森（MD Anderson）癌症中心的 Choi 教授结合增强 CT 值提出了新的评效标准——Choi 标准（**表 5-2**），该标准结合了肿瘤长径和强化 CT 值两个指标，并放宽了 RECIST 1.1 对于治疗缓解定义的限制，将长径缩小 ≥ 10% 或 CT 值下降 ≥ 15% 作为治疗缓解标准，取得了较好的临床评价效能（**图 5-28**）。

表 5-2　RECIST 1.1 与 Choi 标准对照

疗效	RECIST 1.1	Choi 标准
完全缓解	全部病灶消失，无新发病灶	
部分缓解	CT 测量肿瘤长径缩小≥30% 无新发病灶 无不可测病灶的明显进展	CT 测量肿瘤长径缩小≥10% 和（或）肿瘤密度（HU）减小≥15% 无新发病灶 无不可测病灶的明显进展
疾病稳定	不符合完全缓解、部分缓解或疾病进展标准，无肿瘤进展引起的症状恶化	
疾病进展	肿瘤长径增大≥20% 出现新发病灶	肿瘤长径增大≥10%，且密度变化不符合部分缓解标准 出现新发病灶 新的瘤内结节或原有瘤内结节增大

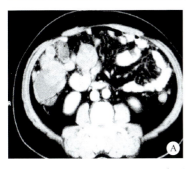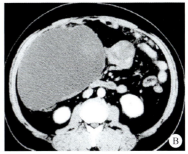

图 5-28　伊马替尼治疗 GIST

A. 治疗前；B. 治疗后。GIST 患者采用伊马替尼靶向治疗后 2 个月复查，肿瘤内部大片坏死囊变，应为治疗有效。然而，实体体积增大 237%，RECIST 1.1 应评价为疾病进展；结合 CT 值降低 72% 的 Choi 标准则评价为治疗有效。患者无进展生存时间＞3 年，证实 Choi 标准判效更为准确

三、能谱 CT 在上消化道疾病的应用进展

能谱 CT 是继 MDCT 以来 CT 领域的最大革新之一，通过软硬件技术的革新，能谱 CT 将传统的混合能量单一图像解析出

40～140keV 连续的 101 个单能量，在提高组织对比分辨率的同时，提供了能谱曲线和碘浓度值等定量参数，为胃肠道肿瘤的诊断、分期和疗效评价提供了新的有潜力手段。

上海交通大学医学院附属瑞金医院利用能谱 CT 单能图像进行胃癌 T 分期研究，结果显示 70keV 水平的单能 CT 图像 T 分期准确率优于传统 CT 混合能量图像（81.2% vs.73.9%），尽管差异不具有统计学意义，但已初步展现出单能 CT 图像提高组织分辨率的优势。另外，利用其提高分辨率的优势同样有可能改善浆膜面"亮线征"的显示能力，提高这一征象对 T4a 判断的敏感性。除了提高 T4a 的定性评价能力，能谱 CT 提供的能谱曲线和物质分离技术还可对浆膜外脂肪间隙的组织成分特征进行定量描述，有可能辅助癌肿浸润浆膜脂肪的评价，其应用前景值得期待。在疗效评价领域，国际上已有研究证实，通过能谱 CT 碘浓度值可提高对胃肠间质瘤靶向治疗疗效的预测效能，生存分析研究表明，依据碘浓度值的预测效能优于 RECIST 1.1 及基于半定量 CT 值的 Choi 标准。目前对于食管癌和胃癌的评效应用也在研究和开展中，相信会为胃肠道肿瘤的治疗提供新的量化评价指标。

（唐　磊　李佳铮）

第六章

下 消 化 道

第一节 下消化道疾病影像诊断基础

一、影像检查技术

下消化道常用的影像检查方法主要包括 X 线平片、钡剂造影、CT、MRI、血管造影和核医学检查。

（一）X 线检查

1. X 线平片检查 常用于相关急症的筛查诊断，包括金属异物、穿孔和肠梗阻等。

2. 钡剂造影检查 硫酸钡为不溶于水的白色粉末，不易被 X 线穿透，当充盈胃肠道内腔时，可与周围组织形成明显对比，若同时用气体扩张肠腔，则形成气钡双重对比，能清楚地勾画出胃肠道内腔和内壁结构细节，清晰地显示消化道黏膜面改变，全面观察消化道的轮廓和病变的形态，还可以提供一些有关张力、蠕动、排空和分泌等功能方面的信息。怀疑有消化道穿孔时，禁用硫酸钡，可改用有机碘水溶液作为对比剂。

（二）CT 检查

CT 检查包括平扫和增强检查，腹部 CT 检查已成为胃肠道疾病的主要影像检查技术之一。CT 检查可以清晰地显示钡剂造影不能观察到的消化道管壁本身的改变、管腔外的异常及周围器官结构的继发性改变，如腹膜结构、血管、淋巴结、实质脏器的继发性改变和腹腔积液等，目前已广泛应用于胃肠道肿瘤性、炎性、梗阻性和缺血性疾病等的检查中。在消化道肿瘤分期、急腹症、肠系膜病变等疾病的评价方面能提供更多的信息。

（三）MRI 检查

MRI 在显示消化道管壁结构、管腔外改变及腹部其他实质器官方面较有价值，尤其在评估某些消化道炎性病变和进行肿瘤分期方面有较高的价值。例如，在对小肠炎性疾病进行评估时，能够准确判断炎症性肠病的范围及是否处于炎症活动期。MRI 在直肠癌术前全面评估及术后鉴别纤维组织增生与肿瘤复发方面，效果显著优于 CT 检查。

（四）其他检查

血管造影检查主要用于诊断胃肠道血管性疾病，如血管栓塞、动脉瘤、动静脉畸形等；可了解胃肠道出血的病因和部位，发现有对比剂外溢者，并根据器官的血供类型和特点，采用超选择性插管技术栓塞血管或应用动脉内局部注入缩血管药物来止血。

核医学检查主要反映消化道的代谢、功能状态和特定组织的分布特点，常用于消化道出血、消化道黏膜异位的显像。

二、影像解剖

下消化道是指屈氏韧带以远的肠道，包括空肠、回肠和大肠（盲肠、阑尾、结肠、直肠和肛管）（图 6-1）。

1. 空肠和回肠　上端起自十二指肠空肠曲，下端连接盲肠。空肠和回肠共同被小肠系膜悬于腹后壁，合称系膜小肠，有系膜附着的一侧称为系膜缘，其对侧称为对系膜缘或游离缘。一般将小肠近侧 2/5 称为空肠，远侧 3/5 称为回肠。空肠和回肠的形态结构不完

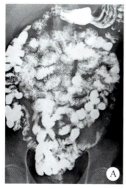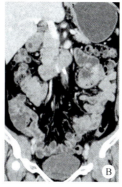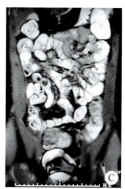

图 6-1 小肠影像解剖

A. 小肠钡剂造影检查图像；B. 门静脉期 CT 增强图像；C. T$_2$WI 图像

全一致，变化是逐渐发生的，两者之间无明显界限，但可根据以下几点进行鉴别（**表 6-1**）。

（1）从位置上来看：空肠多位于左上腹及脐区，回肠多位于右下腹、脐区及盆腔。

表 6-1 空肠和回肠的比较

项目	空肠	回肠
长度	占小肠近侧 2/5	占小肠远侧 3/5
位置	左上腹及脐区	右下腹、脐区及盆腔
环形皱襞	密且高	疏而低
淋巴滤泡	只有孤立淋巴滤泡	有孤立和集合淋巴滤泡两种
管径	粗	细
管壁	厚	薄
颜色	较红	较浅
肠系膜	薄、脂肪少	厚、脂肪多
动脉弓	级数少	级数多

（2）从外观上来看：空肠管径较粗，管壁较厚，血管较多，颜色较红，略呈粉红色；而回肠管径较细，管壁较薄，血管较少，颜色较淡，呈粉灰色。此外，系膜的厚度从上向下逐渐变厚，脂肪含量越来越多。

（3）从肠系膜血管的分布来看：空肠的动脉弓级数较少（有 1 ～ 2 级），直血管较长；而回肠的动脉弓级数较多（可达 4 ～ 5 级），直血管较短。

（4）从组织结构上看：空肠、回肠都具有消化道典型的四层结构——黏膜层、黏膜下层、肌层和浆膜层。空肠黏膜有隆起的环形皱襞，近端较密，越往远端越稀疏，至回肠末段环形皱襞消失，环形皱襞在腹部 X 线片上表现为"鱼骨刺样"形态，有助于病变的定位。在黏膜层和黏膜下层内含有孤立淋巴滤泡和集合淋巴滤泡，前者散在于空肠和回肠内，后者多见于回肠下部，又称派尔（Peyer）集合淋巴结（又称 Peyer 斑），有 20 ～ 30 个，呈长椭圆形，其长轴与肠管长轴一致，常位于回肠下部对系膜缘的肠壁内。

2. 空回肠动脉　主要来自肠系膜上动脉，肠系膜上动脉分出胰十二指肠下动脉、中结肠动脉、右结肠动脉、回结肠动脉及 10 余支空肠、回肠动脉。

3. 空回肠静脉　与动脉伴行，最后汇合成肠系膜上静脉，后者与脾静脉汇合成为门静脉。

4. 空回肠神经支配　包括副交感神经和交感神经。副交感神经来源于迷走神经，交感神经来源于腹腔神经丛和肠系膜上神经丛的交感神经节后纤维。上述神经沿肠系膜血管分布到肠壁并形成神经丛。这些神经丛可以自主控制小肠的电活动和平滑肌收缩。迷走神经兴奋，肠蠕动和肠腺分泌增加。交感神经兴奋则肠蠕动减弱，肠血管收缩。

5. 空回肠淋巴管　起源于小肠绒毛中央的乳糜管，小肠淋巴液在黏膜内的淋巴管汇集后，离开肠壁，沿血管进入系膜内淋巴结，再汇入腹主动脉旁的腹腔淋巴结，最后汇入乳糜池。

6. **大肠** 全长约 1.5m，围绕在空回肠周围，可分为盲肠、阑尾、结肠、直肠和肛管五部分。除阑尾、直肠和肛管外，盲肠和结肠具有三种特征性结构，即结肠带、结肠袋和肠脂垂。盲肠为大肠的起始部，其下端为盲端，其内壁上端有回盲瓣与末端回肠相连。盲肠大多位于右侧髂窝，属于腹膜内位器官，因无系膜或仅有短小系膜，故位置相对较固定。阑尾是从盲肠下端后内侧壁向外延伸的一条细管状器官。阑尾尖端为游离盲端，游动性较大，所以阑尾位置不固定。升结肠与盲肠相连，以回盲瓣为界，沿右侧腹上行，属于腹膜间位器官，无系膜，其后借结缔组织贴附于腹后壁，活动性甚小。横结肠经肝曲与升结肠移行，属于腹膜内位器官，由横结肠系膜连于腹后壁，活动度较大，其中间部分可下垂至脐或低于脐平面，横结肠经脾曲向下续于降结肠。降结肠沿左侧腹下降，与升结肠一样属于腹膜间位器官，活动性很小。乙状结肠在左侧髂嵴处起自降结肠，沿左侧髂窝转入盆腔，属于腹膜内位器官，由乙状结肠系膜连于盆腔左后壁。乙状结肠系膜在肠管中段幅度较宽，故乙状结肠中段活动范围较大。直肠在第 3 骶椎前方与乙状结肠相连，沿骶尾骨前面下行，穿过盆膈移行于肛管。直肠中段较宽大，为直肠壶腹。直肠上部前上方有腹膜覆盖，下 1/3 为腹膜外位，位置较固定。

7. **结直肠动静脉** 结直肠血供主要来源于肠系膜上动脉和下动脉的分支。肠系膜上动脉通过回结肠动脉、右结肠动脉和中结肠动脉分布于回肠末端、盲肠、阑尾、升结肠和横结肠。肠系膜下动脉通过左结肠动脉、乙状结肠动脉和直肠上动脉分布于降结肠、乙状结肠和直肠上部。直肠下部的供血主要来源于髂内动脉分支。结肠的静脉与动脉伴行，注入肠系膜上、下静脉。肠系膜上静脉与动脉伴行，肠系膜下静脉则在脊柱左侧、腹膜后结缔组织中上行，注入肠系膜上静脉与脾静脉汇合处，也可注入脾静脉或肠系膜上静脉。

第二节　下消化道炎性病变

一、克罗恩病

【典型病例】

病例一　患者，女，26 岁，间断腹痛 2 年余，为脐周胀痛，伴大便不成形，加重 8 个月（图 6-2）。

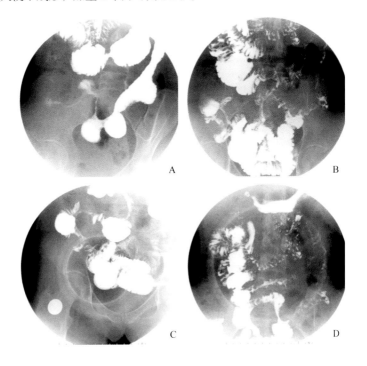

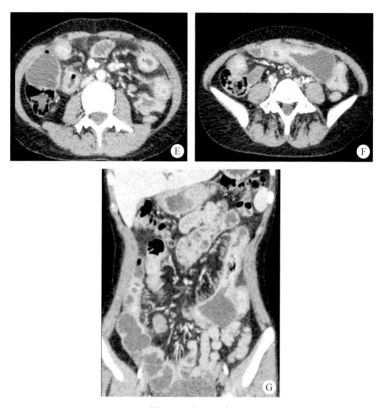

图 6-2　克罗恩病

A ～ D. 小肠钡剂造影图像，显示空回肠多发节段性肠腔狭窄与扩张，呈跳跃性分布，形成多发假性憩室样改变，黏膜紊乱呈"卵石征"；E、F. 门静脉期 CT 增强图像，显示空回肠多发肠壁节段性增厚并分层强化，黏膜面欠光整，呈凹凸不平溃疡改变，系膜脂肪密度增高伴渗出，系膜淋巴结增多；G. 冠状位门静脉期 CT 增强图像，显示受累肠管末梢直小血管呈"梳齿状"改变

病例二　患者，男，22 岁，间断腹痛 3 月余（图 6-3）。

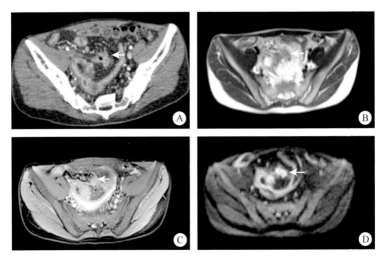

图 6-3　克罗恩病伴肠间瘘（1）

A～D. 门静脉期 CT 增强图像、T₂WI 图像、T₂WI 脂肪抑制序列图像及 DWI 图像，显示盆腔远段回肠多发肠壁增厚强化，弥散受限，伴肠间瘘及系膜脓肿形成（白长箭）

　　病例三　患者，女，21 岁，间断腹痛腹泻 1 年余，加重伴发热 2 个月（图 6-4）。

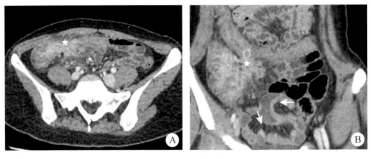

图 6-4　克罗恩病伴肠间瘘（2）

A、B. 门静脉期 CT 增强图像，MPR 图像（B）显示盲肠、升结肠及横结肠多发肠壁增厚强化，以盲肠及升结肠为重，伴肠间瘘及系膜脓肿形成（五角星），周围脂肪间隙模糊渗出。远段回肠多发节段性肠壁增厚强化，以系膜缘受累为重（白长箭）

【临床概述】

克罗恩病（Crohn's disease，CD）是一种病因未明的非特异性慢性炎症性肠病，可以累及消化道从口腔到肛门的任何部位，好发于末端回肠和右半结肠。临床表现多样，其中腹痛、腹泻、体重下降是最常见的症状，其他症状包括乏力、发热、生长发育迟缓、贫血、反复瘘管形成、肛周脓肿或肛瘘及肠外表现。常见的肠外表现包括炎症性肠病相关关节炎、外周或中轴关节炎、附着点炎、结节性红斑、口腔阿弗他样溃疡、前葡萄膜炎、血栓栓塞症；发生率相对较低的肠外表现包括原发性硬化性胆管炎、自身免疫性肝炎、自身免疫性胰腺炎、坏疽性脓皮病、斯威特（Sweet）综合征、口腔颌面部肉芽肿病、巩膜炎、非感染性肺炎等。当肠腔狭窄、粘连及不完全性肠梗阻时，腹部常能触及包块。当透壁性炎症病变穿透肠壁全层至浆膜层，与肠外组织或器官相通时，即形成瘘管或窦道。活动期常伴有血沉加快和 C 反应蛋白水平升高。

【影像表现】

钡剂造影检查主要显示肠腔的改变并能动态观察肠道的功能改变，表现如下：①早期主要是肠道功能的改变，如分泌增多，导致钡剂涂布不良及肠黏膜皱襞增粗、不规则。②口疮样溃疡，表现为直径 1～2mm 的钡点，周围绕以水肿透亮带，切线位呈肠壁边缘的尖刺状突起，是 CD 较早期改变。③纵行溃疡，病变进一步发展可形成深而长的线状溃疡，多出现在系膜缘侧。④"卵石征"，纵行溃疡交错加上溃疡间黏膜水肿、肉芽组织增生隆起所致，一般认为是 CD 较特异性改变。⑤"线样征"，因肠壁水肿痉挛、炎性增生和纤维化致肠腔不规则狭窄，呈线状，末端回肠最常见。⑥节段性分布，病变肠管间有正常肠管，即呈跳跃性分布。⑦非对称性，病变呈偏心性，以系膜缘侧为重，因痉挛及瘢痕缩短，游离缘呈假性憩室改变。⑧易发生穿孔，形成肠曲间瘘管或脓肿，钡剂有时可进入瘘管或脓腔。粘连可使肠曲形态僵硬固定。

CT 可显示肠壁和肠腔外病变，全面评估病变范围，表现如下：①肠壁节段性增厚及强化增加。充盈良好的小肠肠壁厚度 > 4mm 则认为肠壁异常增厚，增厚的肠段增强后表现为动脉期和门静脉期均较正常肠壁强化增加，以门静脉期更明显。活动期常表现为肠壁分层强化，即黏膜层异常强化并黏膜下层水肿。缓解期常表现为均匀一致的轻度至中度强化。缓解期病变肠段系膜缘缩短，游离缘呈囊袋状向外突出，即假性憩室改变。②肠外表现。A. "梳状征"：活动期 CD 通常表现为肠系膜上动脉末梢直小血管增粗扩张，排列紧密，与受累肠管系膜缘肠壁垂直，类似梳齿。B. 渗出：活动期 CD 肠管周围常有渗出，表现为肠外脂肪密度呈片絮状增高改变。C. 肠系膜淋巴结增大：活动期 CD 常表现为肠系膜根部及炎症引流区的肠系膜淋巴结增多增大，直径大于 1cm。D. 肠管周围纤维脂肪增生：当病程较长，处于慢性期时，受累肠管周围常表现为纤维脂肪增生，使得邻近肠管的间距增宽。③肠管周围并发症。透壁性炎症穿透浆膜层时，常表现为肠管周围蜂窝织炎、脓肿、瘘管、窦道形成。A. 蜂窝织炎：表现为增厚肠壁周围的团片状异常强化灶，边缘模糊；B. 脓肿：炎性肿块中央坏死形成脓肿，表现为边缘强化、中央呈不强化的液性密度；C. 瘘管和窦道：透壁性炎症穿透邻近肠管、腹壁肌肉及膀胱时，可形成相应的瘘管，增强后瘘管内壁强化。

MRI 表现与 CT 相似，MRI 具有软组织分辨率高、无电离辐射、多序列成像等优点。T_2WI 和 DWI 有助于判断病变活动性及显示病变肠段、瘘管和脓肿。活动期病变常呈 T_2WI 高信号并伴弥散受限。T_2WI 低信号，DWI 无明显弥散受限常提示为非活动期。电影序列可评估肠道激惹、蠕动和活动度等功能变化。

【鉴别诊断】

1. 肠结核　肠结核与 CD 相似，都好发于青壮年，常累及回盲部，鉴别要点如下：① CD 以系膜缘受累为重，游离缘可有假性憩室样改变，而肠结核为环绕管腔全周性对称性受累。② CD 呈多节段性分布，肠结核多为连续性分布。③CD更易发生穿孔，形成瘘管或窦道。④回盲瓣受累在肠结核更为多见，表现为回盲部挛缩变形，回盲瓣口形态异常。⑤淋巴结干酪样坏死可进一步提示肠结核的诊断，表现为淋巴结增大，环状强化可伴钙化。⑥肠结核常伴有其他部位结核，诊断性抗结核治疗效果明显。鉴别困难时需结合内镜和病理综合判断。

2. *小肠淋巴瘤* 发病年龄和部位与CD相近，也可表现为多发肠段受累。淋巴瘤肠壁增厚明显，肠腔狭窄不明显，部分肠腔可呈动脉瘤样扩张，肠壁均匀强化，无分层强化现象，常伴肠系膜和腹膜后淋巴结增多肿大，肠系膜肿大淋巴结可包绕肠系膜血管和周围脂肪，形成"夹心面包征"。

【重点提醒】

CD影像学诊断除了要描述肠壁的病变以外，还需评估肠管周围的情况，明确疾病累及的范围，以及有无活动性炎症及狭窄、梗阻、窦道、瘘管和脓肿等并发症。

二、肠　结　核

【典型病例】

病例一　患者，男，31岁，腹胀4月余（图6-5）。

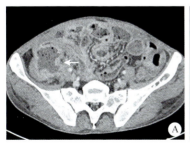
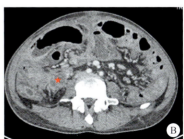

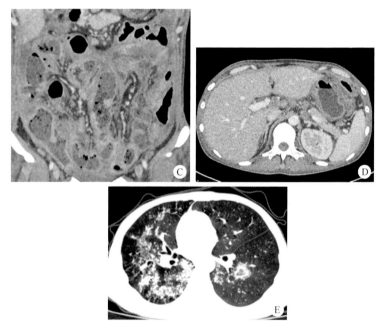

图 6-5　肠结核（1）

A ～ D. 门静脉期 CT 增强图像，MPR 图像（C）示回盲部及多发小肠肠壁增厚强化，以回盲部为重，回盲部变形（白长箭）。肠管间渗出积液，肠系膜增厚。回盲部、肝门区及肝胃间隙淋巴结增多、增大伴环状强化（五角星）。E. 胸部 CT 平扫图像，示双肺多发结核

病例二　患者，男，28 岁，反复腹痛、腹泻、便血 1 年余，伴发热（图 6-6）。

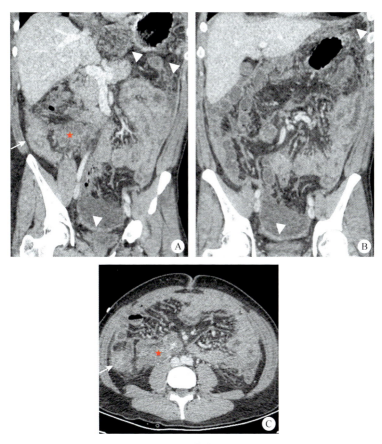

图 6-6　肠结核（2）

A～C.门静脉期 CT 增强图像，MPR 图像（A、B）示回盲部肠壁增厚强化（白长箭），肠管周围片状渗出，脂肪密度增高。回盲部淋巴结增多、增大，部分相互融合，呈环状强化，提示干酪样坏死改变（五角星）。腹腔及盆腔积液，腹膜增厚强化，网膜增厚强化，呈絮状及结节状（白箭头）

【临床概述】

肠结核是结核分枝杆菌引起的肠道慢性特异性感染性疾病,以回盲部多见,是最常见的肺外结核病之一。本病一般见于中青年,女性稍多于男性。多数起病缓慢,病程较长,大多数肠结核患者缺乏特异性临床表现,主要临床表现包括腹痛、腹泻、便秘、腹部肿块及全身症状。大体病理上,肠结核可分为溃疡型和增殖型,两者常混合存在,难以区分。

【影像表现】

1.钡剂造影检查

(1)溃疡型肠结核主要表现:①"跳跃征"或"激惹征",因回盲部炎症溃疡形成,钡剂通过迅速,不能正常停留,致回肠末端、盲肠和升结肠充盈不良或少量钡剂充盈呈细线状,而上下两端肠管充盈正常。②多发小溃疡,表现为管腔轮廓不光滑呈毛刺状。各种形态大小的溃疡呈点状、带状、全周性分布。③黏膜皱襞增粗紊乱。④肠腔狭窄,中期肠管痉挛性狭窄,晚期瘢痕性狭窄,以全周性狭窄为主,常继发近端肠管扩张。

(2)增殖型肠结核主要表现:①肠管不规则变形狭窄,黏膜皱襞增粗紊乱伴多发息肉样充盈缺损,狭窄近端扩张,小肠排空延迟。②肠管挛缩,回盲部位置升高、远离髂窝。③回盲瓣变形,表现为回盲瓣肥大,瓣口张开,与盲肠呈直线改变。

2.CT表现

(1)肠壁增厚,肠腔狭窄:病变可仅累及回盲部,也可以回盲部为中心,累及邻近结肠及末段回肠。肠壁多为连续性环形对称性增厚,系膜缘和游离缘均受累,累及肠段范围较长。少数可见盲肠内侧偏心性增厚。部分患者回盲部可形成肿块,边界不规则。增强后肠壁可呈分层强化,也可呈均匀一致强化。急性期由于黏膜下水肿多表现为分层强化，而慢性期黏膜下纤维组织增生，肠壁趋于均匀强化，分层征象不明显。慢性期回盲部肠管呈不规则狭窄、锯齿状改变。回盲瓣挛缩变形，回盲瓣口固定张开，呈鱼嘴状，与盲肠呈直线改变。

（2）肠管周围改变：肠管周围渗出，脂肪密度增高。可有结核性腹膜炎表现，常伴腹腔积液，腹膜、网膜及肠系膜增厚强化，可呈结节状、饼状，腹腔积液因蛋白含量高而密度较高，小肠肠管常粘连成团。慢性期肠管周围可有纤维脂肪增生，与周围肠管间距增宽。

（3）淋巴结肿大：淋巴结多发钙化，呈干酪样坏死，增强扫描呈环状强化，为结核较为特异性的表现。

（4）肠外结核表现：可能伴有肺结核和其他肠外结核。

3. MRI 表现　　与 CT 表现类似，MRI 具有较高的软组织分辨率，对黏膜溃疡和干酪样坏死淋巴结的显示较好。

【鉴别诊断】

1. 克罗恩病　　肠结核主要需与克罗恩病相鉴别，鉴别要点见本节"一、克罗恩病"。

2. 回盲部肿瘤　　增殖型肠结核有时需与肿瘤性病变，如结肠癌和淋巴瘤相鉴别。结肠癌好发于老年人，病变与正常肠管分界清而局限，但结核病变与正常肠管间缺乏清晰的界限，呈移行性。结肠癌肠壁不均匀增厚，常伴肿块形成，病灶强化不均匀，可有淋巴结和远处转移征象，常伴肿瘤标志物水平升高。淋巴瘤肠壁较均匀增厚，肠腔狭窄不明显，部分肠腔可呈动脉瘤样扩张，肠壁均匀强化，常伴肠系膜和腹膜后淋巴结增多肿大，肠系膜肿大淋巴结可包绕肠系膜血管和周围脂肪，形成"夹心面包征"。

【重点提醒】
注意发现环状强化的淋巴结，为结核较为特异性的表现。

三、溃疡性结肠炎

【典型病例】
患者，男，38 岁，间断腹痛腹泻、黏液脓血便 3 年（图 6-7）。

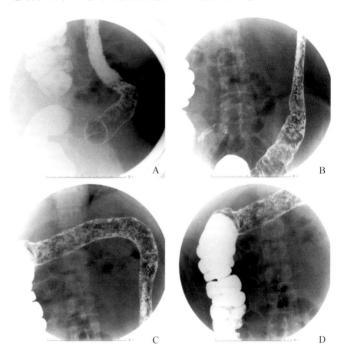

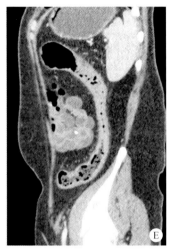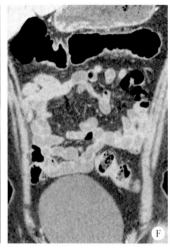

图 6-7　溃疡性结肠炎

A～D. 结肠气钡双重对比造影图像，显示乙状结肠、降结肠及横结肠黏膜增粗紊乱，伴多发钡点和钡斑，结肠袋消失、肠腔狭窄，呈铅管样改变。E、F. 矢状位及冠状位门静脉期 CT 增强图像，显示降结肠及横结肠肠壁增厚强化，肠腔呈铅管样改变

【临床概述】

溃疡性结肠炎（ulcerative colitis，UC）是一种病因及发病机制尚不完全清楚的慢性非特异性炎症性肠病，主要累及结直肠黏膜和黏膜下。主要临床表现为持续或反复发作的腹泻、黏液血便、腹痛及里急后重等，病情重的患者还可伴有不同程度的全身症状，包括体重减轻、发热、心动过速、乏力，甚至恶心和呕吐等。常见的肠外表现包括关节损害（如外周关节炎、脊柱关节炎等）、皮肤黏膜表现（如口腔溃疡、结节性红斑和坏疽性脓皮病）、眼部病变（如虹膜炎、巩膜炎、葡萄膜炎等）、肝胆疾病（如脂肪肝、原发性硬化性胆管炎、胆石症等）、血栓栓塞性疾病等。并发症包括中毒性巨结肠、肠穿孔、下消化道大出血、肠黏膜上皮内瘤变及癌变。

【影像表现】

气钡灌肠双重对比造影检查时应注意控制灌肠的压力和速度，避免引起出血和穿孔，尤其是急性发作期应慎用或禁用灌肠检查。表现如下：①肠管痉挛、激惹改变。②黏膜面颗粒状改变，当肠黏膜糜烂时，呈现许多细微针尖状钡影，使黏膜的颗粒状改变更为明显。③多发溃疡形成，肠壁外缘锯齿状改变，多发钡点和钡斑。④炎症性息肉样改变，表现为多发充盈缺损。⑤肠管变形，表现为结肠袋消失、肠腔狭窄、肠管短缩，呈"铅管样"改变。

CT 能够显示肠壁和肠腔外病变，表现如下：①肠壁增厚，好发于直肠及乙状结肠，逆行向上累及邻近结肠，受累肠段呈连续性增厚，黏膜表面欠光整，凹凸不平，提示溃疡和炎性息肉增生。②肠壁明显强化：增厚肠段较周围肠管强化增加，常呈分层强化，黏膜层异常强化呈高密度，黏膜下层水肿，呈低密度。③结肠袋变浅甚至消失。病程较长时，结肠形态异常，呈"铅管样"改变，肠腔通常狭窄，形态相对固定，蠕动减弱，甚至发生肠梗阻。④肠管周围改变。受累肠管末梢直小血管增粗扩张，常为乙状结肠动脉及直肠上动脉。肠管周围渗出时，表现为肠系膜脂肪密度增高。肠系膜淋巴结增多、增大。

MRI 表现与 CT 相似，MRI 具有软组织分辨率高、无电离辐射、多序列成像等优点。

【鉴别诊断】

1. 克罗恩病　呈节段性分布，好发于末端回肠及邻近右半结肠，常累及系膜缘，肠管呈非对称性受累改变，累及肠壁全层，易发生蜂窝织炎、肠瘘、腹腔脓肿、肛瘘等。

2. 肠结核　好发于回盲部，常以回盲瓣为中心，连续性累及末端回肠及右半结肠，回盲瓣通常挛缩变形，位置提升，若找到环形强化淋巴结进一步提示肠结核的诊断。

3. 缺血性结肠炎　多见于老年人。血管交汇处分水岭区域侧支循环少，是缺血的好发部位，包括结肠脾曲和乙状结肠。肠缺血的程度随病因（灌注不足、创伤、血栓）和累及血管（腹主动脉、肠系膜上或下动脉）及狭窄程度而异，病变可为弥漫性或节段性。缺血肠管呈环状、对称性增厚，可显示血栓、瘤栓及动脉夹层等病因。

四、急性阑尾炎

【典型病例】

病例一　患者，女，67 岁，突发右下腹痛 1 天（图 6-8）。

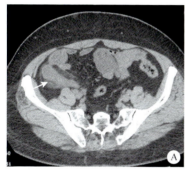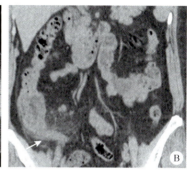

图 6-8　急性阑尾炎（1）

A、B 为 CT 平扫图像，B 为 MPR 图像，显示阑尾增粗，周围渗出，系膜脂肪密度增高，盲肠壁增厚水肿（白长箭）

病例二　患者，女，39 岁，右下腹疼痛不适 4 天，妇产科超声提示阑尾区异常回声及盆腔囊性包块（图 6-9）。

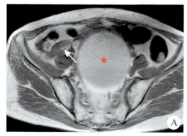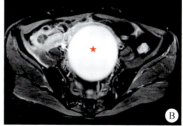

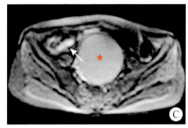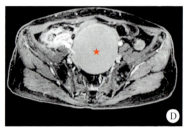

图 6-9　急性阑尾炎（2）

A～D. T₁WI 图像、T₂WI 图像、DWI 图像及增强图像，显示阑尾增粗，壁增厚强化伴弥散受限，阑尾周围系膜渗出（白长箭）。另可见盆腔囊性包块伴液液平面（五角星）

【临床概述】

急性阑尾炎最典型的临床症状为转移性右下腹痛，表现为起始于上腹部或脐周的疼痛，随病情发展，疼痛转移并固定在右下腹。其他症状包括发热、恶心和呕吐等。然而，很多患者的临床症状并不典型，表现为消化不良、胃肠胀气、排便不规律、腹泻和全身不适等。患者的临床症状和阑尾的位置有关，如回肠前位阑尾可表现出明显的右下腹痛，而盲肠后位阑尾因为肠管覆盖，疼痛表现不明显。体格检查有右下腹麦氏点压痛，常伴反跳痛。实验室检查常有血白细胞计数和中性粒细胞比例升高。

【影像表现】

CT 诊断急性阑尾炎具有很高的敏感性、特异性和准确性，表现如下：①阑尾增粗、壁增厚。通常认为阑尾壁＞ 3mm 为增厚，阑尾外径＞ 6mm 为增粗，提示急性阑尾炎。急性阑尾炎时，阑尾外径＞ 6mm 占 90% ～ 96%。在阑尾脓肿形成之前的各病理阶段，最常见的征象是阑尾增粗。②阑尾周围腹膜改变。阑尾周围脂肪条纹征，表现为阑尾周围脂肪内斑点状、条纹状及斑片状模糊影，发生率为 70% ～ 94%。在急性化脓性、坏疽性阑尾炎和阑尾周围脓肿中常见。

周围腹膜改变可以作为诊断阑尾炎的一个重要征象。③盲肠壁水肿增厚，表现为盲肠末端局部肠壁水肿增厚，阑尾开口处呈漏斗状改变，口服对比剂后进行 CT 扫描，肠道内对比剂汇集在盲肠尖端阑尾起始部，形成箭头样或鸟嘴样改变，即"箭头征"。此征象形成的基础是阑尾炎症导致盲肠壁对称性增厚及阑尾开口狭窄，对比剂无法进入阑尾腔内，而在盲肠端形成箭头样改变。有学者认为"箭头征"具有较高的特异性，但此征象的出现率并不高。急性化脓性阑尾炎并发盲肠壁增厚较多见。邻近肠管反射性淤张，表现为回肠肠管积液、积气，部分见多发小气液平，在穿孔性阑尾炎及阑尾周围脓肿中发生率较高。④盆腔积液，多表现为右侧结肠旁沟和盆腔底部液性密度影积聚。

　　MRI 可以清晰显示急性阑尾炎时阑尾及其周围组织的改变，如阑尾增粗，呈长 T_1 长 T_2 信号伴弥散受限，周围渗出。虽然在常规诊断急性阑尾炎时，MRI 不如 CT 常用，但是在某些特殊情况下，特别是对于孕妇和其他需要避免辐射的患者，MRI 可能是一个较好的选择。

【鉴别诊断】

　　1. 炎症性肠病　如克罗恩病，可累及消化道任何部位，包括阑尾，但以末端回肠最为常见，病变呈多节段跳跃性分布，可见系膜"血管梳状征"，可伴瘘管和脓肿形成。

　　2. 盲肠憩室炎　盲肠壁囊袋状向外局限性突起，一般密度较高，憩室及邻近盲肠壁不同程度增厚强化伴炎性渗出，炎症以憩室为中心，可进一步合并穿孔或形成盲肠周围脓肿。阑尾通常正常或因炎症累及而稍增粗。

　　3. 阑尾肿瘤　阑尾肿块伴或不伴阑尾腔梗阻，通常不伴周围炎症。常见的阑尾肿瘤包括阑尾腺癌、神经内分泌肿瘤和淋巴瘤等。

4. 盲肠肿瘤 可能阻塞阑尾开口导致阑尾扩张，但不伴有阑尾周围炎症。同时可见盲肠壁不规则增厚强化的原发肿瘤征象，可有腹膜或淋巴结转移等表现。

【重点提醒】

在横断位薄层图像上寻找末端回肠与升结肠连接处，即回盲部，并沿盲肠基底部仔细辨认含气、液或粪石的盲管状结构，有助于定位阑尾。结合多平面重建（MPR）能够从不同角度整体观察阑尾及其周围情况。在阑尾走行区发现异常增粗的阑尾，周围渗出，不难做出急性阑尾炎的诊断。应注意阑尾的形态是否存在，以及是否并发阑尾穿孔及周围脓肿形成。

【知识拓展】

阑尾的常见位置有以下几种。①回肠前位（约占 28%）：阑尾在末端回肠前方，其尖端指向左上方。②盆位（约占 26%）：阑尾经腰大肌前方伸入盆腔，尖端有的可达闭孔内肌。③盲肠（或结肠）后位（约占 24%）：阑尾在盲肠或升结肠的后面，尖端指向上方或上外方。④回肠后位（约占 8%）：阑尾在盲肠与回肠后方，尖端指向右下方。⑤盲肠下位：（约占 6%）：阑尾位于盲肠后下方，尖端指向右下方。⑥还有少数其他特殊位置：如阑尾可位于肝脏下方，称为高位阑尾；可部分或完全位于壁腹膜的后面，称为腹膜外位阑尾等。

第三节 下消化道良性肿瘤

一、腺 瘤

【典型病例】

病例一 患者，女，18 岁，呕吐、腹痛伴腹胀，确诊黑斑息肉综合征（Peutz-Jeghers，P-J 综合征）8 年（**图 6-10**）。

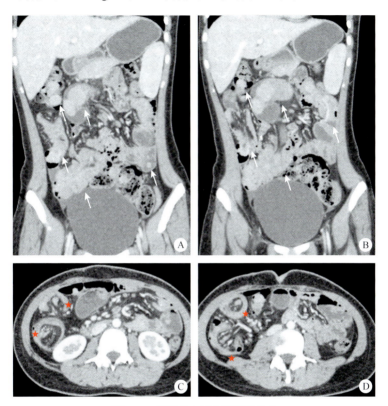

图 6-10 黑斑息肉综合征伴肠套叠

A ～ D 为门静脉期 CT 增强图像，A、B 为 MPR 图像，显示空回肠肠腔内多发大小不
等软组织结节，呈轻中度强化（白长箭），伴多发肠套叠（五角星）

病例二 患者，女，29 岁，腹部疼痛不适 1 年余（**图 6-11**）。

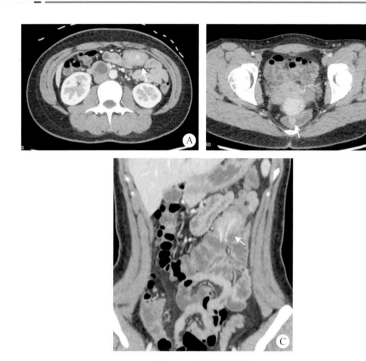

图 6-11 结直肠腺瘤

A～C 为门静脉期 CT 增强图像，C 为 MPR 图像，显示横结肠及直肠肠腔内软组织结节，呈轻中度强化（白长箭），相邻肠壁无增厚，肠系膜脂肪清晰。病理为管状 - 绒毛状腺瘤

病例三 患者，男，25 岁，消瘦伴大便不成形 1 月余（**图 6-12**）。

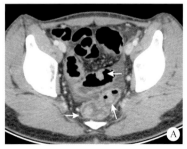
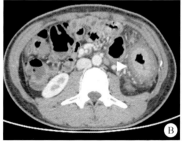

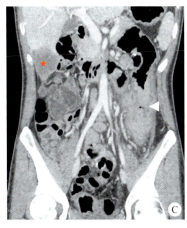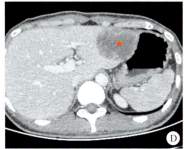

图 6-12　家族性息肉病伴恶变肝转移

A～D 为门静脉期 CT 增强图像，C 为 MPR 图像，显示直乙状结肠肠腔内多发软组织结节，呈轻中度强化（白长箭），降结肠肠壁增厚，肠腔狭窄僵硬，周围系膜脂肪密度增高（白箭头），肝脏稍低密度肿块，轻度边缘强化（五角星）。病理证实为降结肠腺癌伴肝转移

【临床概述】

　　腺瘤是消化道上皮来源的良性肿瘤，亦称腺瘤性息肉，可见于消化道各段，小肠以十二指肠和空肠常见，亦可累及全部小肠，结直肠均可见。根据组织学结构，腺瘤可分为三种类型：管状腺瘤、绒毛状腺瘤和混合型腺瘤。多数患者无症状。出现症状者以出血较多见，亦可表现为腹部不适或疼痛、嗳气及呕吐，少数因瘤体较大而发生机械性肠梗阻。

【影像表现】

　　钡剂造影检查表现为肠腔内圆形或椭圆形充盈缺损，表面光滑，边界清晰，宽基底或带蒂，少数可呈分叶状，带蒂者可见活动，邻近肠壁柔软。气钡双重对比或加压相能更清晰地显示病变。

CT 平扫对小的腺瘤检出率较低，大的腺瘤表现为凸入肠腔内的软组织肿块，密度均匀，相邻肠壁无增厚，肠系膜脂肪清晰。增强扫描肿块轻中度强化。如腺瘤恶变累及肌层，则表现为局部肠壁增厚、肠腔狭窄僵硬，肿块强化较明显。肿瘤周围肠系膜受累表现为相应肠系膜脂肪密度增高、浑浊改变。

MRI 表现为凸入肠腔内的软组织影，T_1WI 呈低信号，T_2WI 呈中等至高信号，强化均匀，病灶中央有时可见线样强化的供血血管，DWI 通常呈稍高信号。

【鉴别诊断】

1. 息肉　可分为炎性息肉、增生性息肉、错构瘤性息肉等，腺瘤属于肿瘤性息肉，影像学检查鉴别较为困难。

2. 腺癌　多表现为腔内不规则软组织肿块或肠壁不规则增厚，有时可见龛影，肿块内坏死多见，密度 / 信号不均，肿瘤所在肠管黏膜中断破坏，管壁僵硬，蠕动消失，肿块强化较明显，多不均匀。肠管周围肠系膜脂肪密度可增高、浑浊，可伴区域淋巴结或远处转移。

3. 间质瘤　多呈腔外生长型，腔内生长型间质瘤需与腺瘤相鉴别。间质瘤起源于黏膜下组织，肿块较大时易囊变、坏死，增强扫描动脉期明显强化，门静脉期延迟强化。动脉期 MIP 重建可见供血血管为肠系膜动脉分支。

二、脂肪瘤

【典型病例】

患者，男，70 岁，间歇性上腹部疼痛 5 月余，诊断为胆囊炎（图 6-13）。

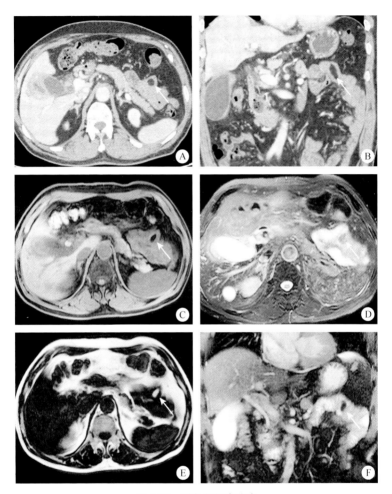

图 6-13 近段空肠脂肪瘤

A、B. 轴位及冠状位门静脉期 CT 增强图像，显示近段空肠肠腔内脂肪密度结节，无明显强化（白长箭）；另可见胆囊壁增厚强化的胆囊炎表现。C ～ F. T₁WI 和 T₂WI 脂肪抑制序列（C、D）、脂相图（E）、冠状位 T₂WI 脂肪抑制序列（F），显示近段空肠肠腔内结节，脂肪抑制序列呈低信号，脂相上呈明显高信号，且结节形态在不同序列上有所变化

【临床概述】

脂肪瘤为界限明显的具有包膜的脂肪组织肿块，95% 以上位于黏膜下向腔内生长，另有 5% 可来源于肌壁间或位于浆膜下向腔外生长。好发于右半结肠和回肠末端，多见于老年患者（60 ～ 70 岁），以男性为多。肿瘤较小时，常无症状，多为偶然发现。肿瘤较大时主要表现为腹痛、腹部肿块、黑便或便血。可继发肠套叠。

【影像表现】

钡剂造影检查表现为圆形、卵圆形或分叶状透亮的充盈缺损，边缘光整，局部肠管蠕动及黏膜均正常。肿瘤质软，在肠管收缩或加压时其形态可发生变化，是脂肪瘤较特征的表现。

CT 对脂肪瘤的诊断具有决定性作用，可显示肠腔内规则圆形或类圆形脂肪密度肿块，边界清晰，CT 值为 –100 ～ –50HU，肿瘤密度可以均匀，也可因有条状分隔而稍不均匀。增强扫描时肿瘤无明显强化，条状分隔可有轻度强化改变。

MRI 表现为肠腔内脂肪信号肿块，T_1WI、T_2WI 和脂相呈高信号，脂肪抑制序列呈低信号。

【鉴别诊断】

CT/MRI 上肠腔内肿块具有脂肪密度 / 信号对诊断脂肪瘤具有决定性作用，故鉴别诊断不难。

【重点提醒】

值得注意的是，肠道要适当充盈，并且用适当的窗宽、窗位进行观察，以避免把脂肪瘤误认为肠道内的气体。对于脂肪瘤导致肠套叠的患者，须仔细观察，以免与肠系膜脂肪相混淆。还应与回盲部脂肪堆积及肠道内的口服石蜡油或脂肪内容物相鉴别。

第四节　下消化道间变性及恶性肿瘤

一、腺　　癌

【典型病例】

病例一　患者，男，60岁，间断腹痛1年余，加重1个月（图6-14）。

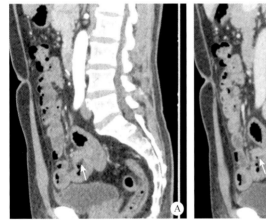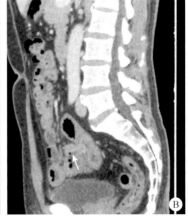

图 6-14　回肠腺癌

A、B. 矢状位动脉期和门静脉期 CT 增强图像，显示盆腔回肠肠壁局限性增厚，轻中度强化，受累肠管管壁僵硬，管腔狭窄（白长箭）

病例二　患者，男，66岁，左下腹疼痛伴大便性状改变2月余（图6-15）。

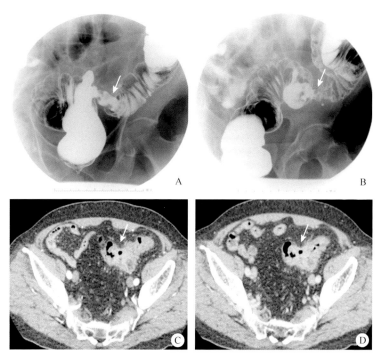

图 6-15 乙状结肠腺癌

A、B. 结肠气钡双重造影充盈相和黏膜相图像，显示乙状结肠肠腔不规则狭窄，管壁僵硬，黏膜皱襞破坏，表现为"苹果核征"（白长箭）。C、D. 动脉期和门静脉期 CT 增强图像，显示乙状结肠肠壁增厚，肠腔狭窄，增强扫描病灶中等程度强化

病例三 患者，男，57 岁，腹痛、便血 1 年余，伴有消瘦（图 6-16）。

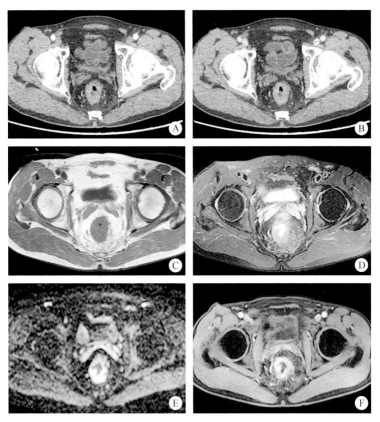

图 6-16 直肠腺癌

A、B. 动脉期和门静脉期 CT 增强图像，显示直肠中下段肠壁增厚，中等程度强化，系膜淋巴结增多，未见明显增大；C～F. T$_1$WI 图像（C）、T$_2$WI 图像（D）、DWI 图像（E）及门静脉期 MR 增强图像（F），显示直肠中下段肠壁增厚，中等程度强化，伴弥散受限

【临床概述】

小肠腺癌是最常见的小肠恶性肿瘤之一，多见于十二指肠，其

次是空肠和回肠。空肠癌好发于近端空肠,回肠癌常发生于回肠远端。根据大体形态,可分为浸润型、肿块型和溃疡型。主要临床表现有腹痛、腹泻、消化道出血、贫血、腹部肿块、梗阻、穿孔等。

结直肠癌是常见的消化道恶性肿瘤,好发于直肠与乙状结肠,发病年龄以 40～50 岁为主,男女比为(2～3):1。结直肠癌组织病理学类型主要是腺癌。大体形态可分为浸润型、肿块型和溃疡型。早期临床表现不特异,后期可出现排便习惯改变、便血、腹泻或便秘等,肿瘤溃烂、失血、毒素吸收后,常出现贫血、低热、乏力、消瘦等中毒症状。

【影像表现】

空回肠腺癌钡剂造影表现:浸润型多侵犯肠管全周,呈环形狭窄,狭窄范围较小,形态不规则,狭窄段与正常肠管分界清晰,局部管壁僵硬,黏膜皱襞破坏,多引起肠梗阻。肿块型呈息肉样或菜花样肿块,充盈加压相上呈不规则的充盈缺损,常引起肠套叠。溃疡型表现为不规则的腔内龛影。结肠癌钡剂灌肠表现与空回肠腺癌钡剂造影表现类似。典型征象为"苹果核征",构成"苹果核"狭窄段两端的是环堤,中央的管腔狭窄段是癌性溃疡形成的癌性隧道。

空回肠腺癌的 CT 表现可分为如下几种类型。①浸润型:肠壁呈环形或不规则增厚,局部肠腔狭窄、变形,管壁僵硬,其近端肠管不同程度扩张,常伴有肠梗阻。②肿块型:表现为息肉样或分叶状软组织肿块隆起于肠腔内,肿块较小时密度均匀,较大时常伴坏死。③溃疡型:肠管管壁增厚,表面黏膜面不连续,凹凸不平,可显示不规则溃疡形成。空回肠腺癌增强扫描多表现为轻度强化,也可表现为动脉期轻度强化,门静脉期中等程度强化。黏液腺癌影像学表现具有一定的特征,约 50% 的病例肿瘤实质内散在点状钙化,肿瘤内可见片状低密度"黏液湖",增强后门静脉期肿瘤周边明显强化,常发生淋巴结转移，增强扫描淋巴结呈环状强化特点，中央形成"黏液湖"。结直肠癌的 CT 表现与空回肠腺癌类似。CT 有助于评估肿瘤与周围组织结构的关系，评估区域或远处淋巴结和其他脏器转移的情况，对肿瘤进行临床分期。

　　MRI 可从不同方位成像显示肿瘤。在 T_1WI 上肿瘤信号低于或等于周围正常肠壁组织，在 T_2WI 上信号高于周围正常肠壁组织。MRI 在直肠癌显示方面具有显著优势，能清楚显示直肠系膜筋膜（MRF），有助于直肠癌临床分期。通过小视野成像和直肠内线圈，在显示肿瘤侵犯深度和局部淋巴结转移方面更有价值。DWI 检查有助于进一步明确肿瘤范围。

【鉴别诊断】

　　1. 淋巴瘤　淋巴瘤病变的肠管能保持一定的扩张度和柔软度，很少引起肠腔狭窄和梗阻，典型的小肠淋巴瘤常表现为受累肠壁明显增厚，受累肠腔呈动脉瘤样扩张，常伴有肠系膜及腹膜后淋巴结肿大，并融合成团，包绕肠系膜血管，病灶边界较光滑，肠周脂肪层常存在。

　　2. 高危胃肠间质瘤伴中央溃疡形成　小肠高危间质瘤病灶密度不均匀，中央多见坏死、囊变，且以向腔外生长为主，增强后肿瘤实质部分明显强化，病变常侵犯周围脏器及组织，但淋巴结转移罕见。

　　3. 腺瘤及息肉　常呈向腔内生长的软组织结节，体积较小，边界清晰，密度均匀，周围黏膜正常，无邻近肠壁增厚。

二、胃肠间质瘤

【典型病例】

病例一　患者，女，73 岁，黑便伴腹痛、腹胀 3 天（图 6-17）。

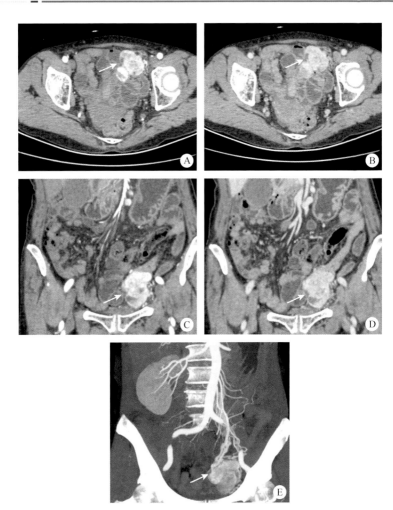

图 6-17　回肠间质瘤（低危）

A、B. 动脉期和门静脉期 CT 增强图像，C、D. 动脉期和门静脉期 MPR 图像，显示回
肠肠腔内外椭圆形软组织肿块，边界清晰，肿瘤实质部分动脉期显著强化，门静脉期
延迟强化，另见不强化囊变、坏死区（白长箭）。E. 动脉期 MIP 重建图，显示肿瘤由
肠系膜上动脉分支供血，血供丰富，引流静脉增粗，提前显影（白长箭）

病例二　患者，男，60岁，腹痛，自觉腹部肿块1月余（图6-18）。

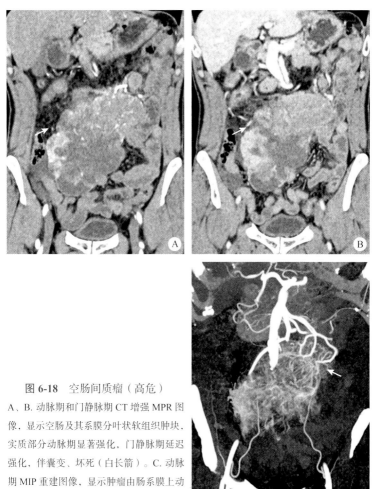

图6-18　空肠间质瘤（高危）

A、B. 动脉期和门静脉期 CT 增强 MPR 图像，显示空肠及其系膜分叶状软组织肿块，实质部分动脉期显著强化，门静脉期延迟强化，伴囊变、坏死（白长箭）。C. 动脉期 MIP 重建图像，显示肿瘤由肠系膜上动脉空肠分支供血，血供丰富（白长箭）

病例三　患者，女，71 岁，大便次数增多 2 月余（图 6-19）。

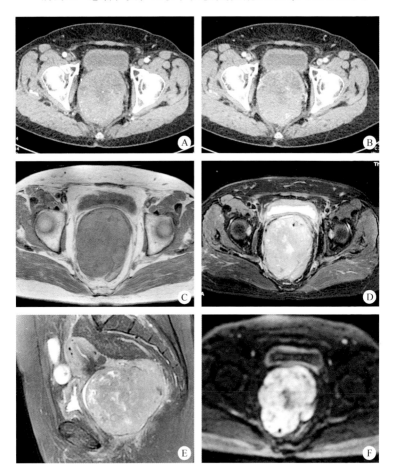

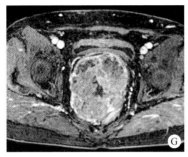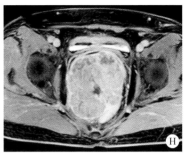

图 6-19　直肠间质瘤（高危）

A、B 为动脉期和门静脉期 CT 增强图像，显示直肠中下段及其右前方软组织肿块，由肠系膜下动脉供血，门静脉期延迟强化，伴囊变、坏死。C 为 T_1WI 图像，D、E 为轴位和矢状位 T_2WI 图像，F 为 DWI 图像，G、H 为动脉期和门静脉期 MR 增强图像，显示直肠中下段及其右前方软组织肿块，实性部分呈等 T_1 稍长 T_2 信号，伴弥散受限及门静脉期延迟强化，肿块信号不均，合并囊变、坏死

【临床概述】

胃肠间质瘤（GIST）是胃肠道最常见的间叶源性肿瘤，绝大多数 GIST 具有 c-kit 或血小板源性生长因子受体 α（PDGFRA）基因活化突变，组织学上多由梭形细胞、上皮样细胞、偶或多形性细胞排列成束状或弥漫状，免疫组化检测通常为 CD117 或 DOG-1 阳性。GIST 好发于胃（约 60%），其次是小肠（约 30%），少数发生于结直肠、食管和胃肠道外。GIST 临床表现多样且缺乏特异性，主要取决于肿瘤大小、部位及生长方式，常见临床表现包括腹痛、腹部不适、消化道出血及腹部包块等，少部分患者因体检或诊治其他疾病而偶然发现。

【影像表现】

消化道造影检查表现与肿瘤生长方式、大小和部位有关。腔内型表现为偏心性圆形或卵圆形充盈缺损，边界清晰，轮廓较规则，部分可见溃疡形成。腔外型表现为肠管受压移位，肠腔变窄。腔内外混合生长的哑铃型兼具上述两型的特点。

CT 尤其是增强 CT 是 GIST 首选的影像学检查方法，有助于明确肿瘤的位置、大小、生长方式、周边器官毗邻、血供及远处转移等情况。CT 表现：①肿瘤多呈圆形或椭圆形，少数呈分叶状或不规则状；多呈腔外生长，也可在腔内生长。肿瘤的直径可以从几厘米至十几厘米不等，肿块内可出现钙化，多呈斑点状或环形、弧形。②增强扫描肿瘤动脉期显著强化，门静脉期延迟强化。肿瘤因囊变、坏死可呈不均匀强化，坏死区多位于肿块中央，增强扫描表现为肿块强化欠均匀，周边实性部分明显强化，囊变、坏死区无强化。肿块中央可发生溃疡，当坏死区与胃肠道相通时，显示气液平面改变，表面凹凸不平。③GIST 通常由肠系膜动脉供血，MIP 重建技术可清晰显示肿瘤的供血动脉和引流静脉均为肠系膜血管，有时可见引流静脉提前显影。

MRI 对特殊部位如直肠、盆底区域的 GIST 或怀疑肝转移的评估具有重要意义，同时 MRI 检查无电离辐射，尤其适用于某些特殊人群（如孕妇、儿童青少年及碘剂过敏者）。在 T_1WI 上，肿瘤实性成分多与肌肉信号相当，呈低信号，在 T_2WI 上多呈高信号。合并出血、囊变和坏死时，信号混杂。

【鉴别诊断】

1. 腺癌　见本节"一、腺癌"部分。

2. 淋巴瘤　典型表现为肠壁弥漫性或偏心性增厚，肠腔呈动脉瘤样扩张，病灶密度/信号较均匀，增强扫描强化程度相对较轻，呈轻中度均匀强化，多伴有腹腔、肝门、腹膜后淋巴结肿大并融合成团，包绕肠系膜血管，可见"血管漂浮征"。

3. 胃肠道平滑肌类肿瘤及神经源性肿瘤　影像学表现与间质瘤类似，诊断须借助免疫组化或电镜检查。平滑肌类肿瘤通常表达平滑肌肌动蛋白（SMA）和结蛋白，而神经源性肿瘤通常表达 S100。

【重点提醒】

MPR 图像可以清楚显示肿瘤部位、大小、与肠管及邻近结构的关系、有无腹腔转移等，有助于 GIST 的诊断。MIP 重建显示肿块由肠系膜动脉供血，对 GIST 的诊断有提示作用。

三、淋 巴 瘤

【典型病例】

病例一 患者，女，55 岁，间断腹痛 20 余天（图 6-20）。

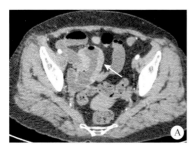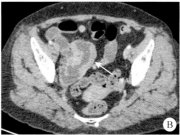

图 6-20 末端回肠弥漫大 B 细胞淋巴瘤 CT 表现

A、B. 动脉期和门静脉期 CT 增强图像，显示末端回肠肠壁对称性增厚，轻中度均匀强化，肠腔呈动脉瘤样扩张（白长箭）

病例二 患者，男，74 岁，体检发现腹腔肿块 1 月余（图 6-21）。

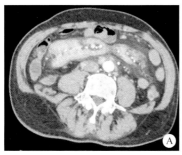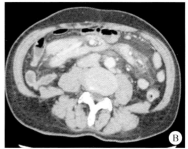

图 6-21 低级别滤泡性淋巴瘤 CT 表现

A、B. 动脉期和门静脉期 CT 增强图像，显示肠系膜淋巴结增多肿大并融合成团，包绕肠系膜血管及脂肪组织，形成典型的"夹心面包征"或"三明治征"

病例三　患者，女，43岁，上腹不适4月余（图6-22）。

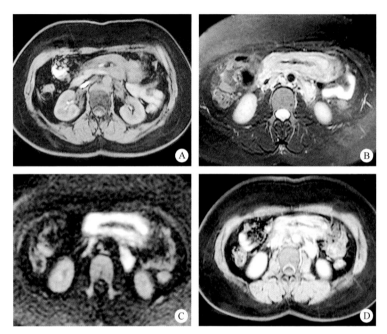

图 6-22　低级别滤泡性淋巴瘤 MRI 表现

A、B 为 T_1WI 和 T_2WI 图像，C 为 DWI 图像，D 为门静脉期增强图像，显示肠系膜淋巴结增多、肿大并融合成团，DWI 明显弥散受限，增强后轻中度强化，包绕肠系膜血管及脂肪组织，形成典型的"夹心面包征"或"三明治征"

【临床概述】

　　胃肠道淋巴瘤包括原发性和继发性。原发性胃肠道淋巴瘤是原发于胃肠道黏膜下淋巴组织的恶性肿瘤，是最常见的结外淋巴瘤，占结外淋巴瘤的 30% ～ 40%，可发生于整个消化道，胃是最常见的受累部位，其次是小肠和结直肠。原发性小肠淋巴瘤好发于中老年男性，病变部位以回肠和空肠多见，病理类型绝大多数为非霍奇金淋巴瘤，以 B 细胞来源为主，以弥漫大 B 细胞淋巴瘤最为常见。发病原因尚不完全清楚，可能与环境因素、病毒感染、遗传因素及免疫缺陷有关。炎症性肠病也可能增加原发性胃肠道淋巴瘤的发病风险。临床表现多样，缺乏特异性，主要表现为间歇性腹痛、不规则发热、腹胀、消化不良、体重减轻、腹部肿块等，少数患者可出现消化道出血、肠套叠等并发症。

【影像表现】

消化道造影可见局部肠管呈动脉瘤样扩张，黏膜皱襞不规则，可展平粗大，或表现为息肉样结节状充盈缺损。当淋巴瘤呈腔内外肿块型生长方式时，可见肠腔内充盈缺损和肠外肿块压迫所致移位和压迹表现。发生于回盲部时常继发肠套叠。

CT 表现：①肠壁增厚。肠壁呈节段性或弥漫性增厚，常呈环周性、对称性改变，也可增厚形成巨大软组织肿块。肿瘤密度常较均匀，平扫呈稍低或等密度，增强扫描呈均匀轻中度强化，坏死、囊变、出血及钙化少见。肠道黏膜层常无破坏。②肠腔改变。受累肠管有明显的肠壁增厚，但管腔不出现狭窄，反而扩张，呈动脉瘤样，是淋巴瘤破坏肌层内的自主神经丛所致，为淋巴瘤最具特征性的表现。受累肠管保留一定的柔软度，因此较少出现肠梗阻。③淋巴结改变。常伴肠管周围淋巴结肿大，肿大淋巴结沿肠系膜血管走行分布，部分淋巴结相互融合，可包绕肠系膜血管及脂肪组织，形成"夹心面包征"或"三明治征"（图 6-21）。增强扫描时，肠系膜血管明显强化，使"夹心"更加突出。部分患者可伴腹膜后、肝门、脾门区淋巴结肿大。④周围组织器官受累。一般不侵犯周围组织器官，进展期肿瘤可侵及周围结构。⑤其他部位淋巴瘤浸润表现。部分患者可伴肝、脾浸润，表现为肝、脾弥漫性肿大。进展期原发性胃肠道淋巴瘤较难与继发性胃肠道淋巴瘤鉴别。

MRI 表现：增厚的肠壁与肌肉相比呈 T_1WI 等或稍低信号、T_2WI 呈等或稍高信号，信号较均匀，增强后轻中度强化。DWI 明显弥散受限。其余肠腔改变、淋巴结改变及其他部位淋巴瘤浸润等表现基本同 CT（图 6-22）。

【鉴别诊断】

1. 腺癌　见本节"一、腺癌"部分。

2. 胃肠间质瘤（GIST）　小肠淋巴瘤较大形成肿块时需与 GIST 鉴别。GIST 强化程度更高，呈动脉期显著强化，囊变、坏死常见，强化不均匀。另外，可结合 MPR 观察肿块内部腔隙是小肠肠腔还是溃疡形成的空腔，若为连续走行的小肠肠腔，则淋巴瘤的可能性更大。

3. 克罗恩病　当淋巴瘤表现为多段时，需与克罗恩病鉴别。克罗恩病呈节段性分布，病变肠管间隔以正常肠管，病变通常累及系膜缘，肠管呈非对称性狭窄，肠系膜血管末梢直小血管呈"梳齿状"排列。

【重点提醒】

（1）淋巴瘤病变肠管的黏膜面多连续光整，少数黏膜可凹陷、不光整，肠壁增厚以黏膜下层和肌层为主，多累及肠管 3/4 周径以上。

（2）淋巴瘤受累肠管通常保留一定的扩张度和柔软度，因此不同时相显示大多病变肠管形态可变，这可能与淋巴瘤不引起纤维组织增生有关。

（3）淋巴瘤的强化方式为轻至中度强化，有学者对各种离体小肠淋巴瘤的标本进行研究，认为小肠淋巴瘤血供相对较少，无明显血管增多、增粗现象，多表现为分布紊乱、扭曲、中断及系膜淋巴结肿大等。

第五节　下消化道先天变异与其他疾病

一、憩　室

【典型病例】

病例一　患者，女，62 岁，稀便伴大便次数增多 20 余天（图 6-23）。

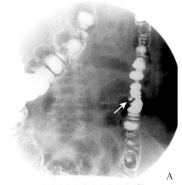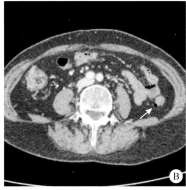

图 6-23　降结肠憩室

A. 结肠气钡双重造影充盈相，显示降结肠凸出于轮廓外的囊袋状影（白长箭）；

B. 门静脉期 CT 增强，显示降结肠含气囊袋影向外凸出（白长箭）

病例二　患者，女，87 岁，下腹不适 2 年余（图 6-24）。

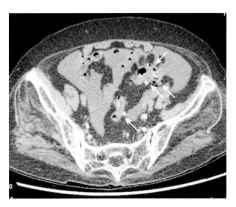

图 6-24　乙状结肠多发憩室

CT 平扫，显示乙状结肠多发囊袋状向外凸出，内部部分充满气体，部分充满钙化

（白长箭）

病例三　患者，女，72岁，腹胀不适10余年（图6-25）。

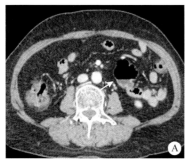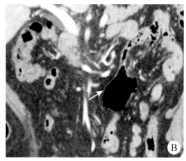

图6-25　近段空肠憩室

轴位及冠状位门静脉期CT增强图像，显示近段空肠囊袋状影向外凸出，内部可见气液平面（白长箭）

【临床概述】

憩室是肠壁向肠腔外局限性凸出的囊袋状结构，多数是后天性的，多由肠壁肌层薄弱膨出而形成。小肠后天性憩室多发生于系膜缘侧，常为多发，可合并消化道其他部位憩室。结肠憩室好发于右半结肠及乙状结肠。当憩室未发生炎症时，可以无任何临床症状，憩室较大或多发时，可有上腹饱胀感。并发憩室炎时会出现腹部不适、腹痛、恶心、呕吐、食欲减退及腹泻等症状。当炎症侵犯到浆膜层时，可伴有少量腹腔积液、低热，偶可发生肠梗阻、憩室穿孔等急腹症。

【影像表现】

钡剂造影检查表现为凸出于肠轮廓外的光滑囊袋状影，其内有时可见气液平面，并有黏膜皱襞伸入。并发憩室炎症时，表现为边缘不规则，或因粘连而位置较固定。有时因憩室壁炎性水肿，钡剂难以进入而不能显示。

CT表现为局限性凸出于肠腔外的盲袋影，平扫时呈等密度，不易识别，增强后憩室壁黏膜明显强化。伴发憩室炎症时，憩室壁可增厚强化，周围脂肪密度增高伴渗出。MPR 图像有助于显示憩室开口情况和底部盲端，对诊断有很大的价值。

【鉴别诊断】

1. 梅克尔憩室　是具有肌层的一段未退化的肠管，是真性憩室，位于回肠的游离缘，透视下观察其可收缩及蠕动。小肠后天性憩室多发生于系膜缘侧，常为多发，可合并消化道其他部位憩室，因缺乏肌肉层而无收缩蠕动，狭颈明显。

2. 克罗恩病　慢性期形成的假性憩室是因系膜侧反复溃疡愈合后短缩，形成小肠游离缘的囊袋状影，是一段扩张的肠管，并非真性憩室。

【重点提醒】

凡见到肠壁向外凸出的囊袋状影，其内充满气液平面，均应考虑憩室的可能，需注意有无合并憩室炎、穿孔及扭转等并发症。

二、梅克尔憩室

【典型病例】

患儿，男，12 岁，间断腹痛 2 月余，加重 4 天（图 6-26）。

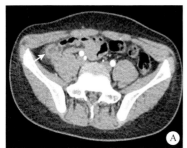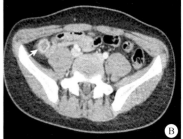

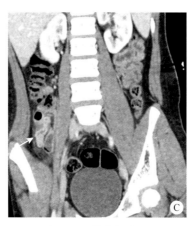

图 6-26　梅克尔憩室

A 为动脉期 CT 增强图像，B、C 为门静脉期 CT 增强图像，C 为 MPR 图像，显示远段
回肠囊袋状向外凸出影，一端呈盲袋状，憩室黏膜较邻近小肠黏膜强化更明显，周围
系膜脂肪浑浊渗出（白长箭）

【临床概述】

梅克尔憩室（Meckel diverticulum，MD）是胚胎发育过程中
卵黄管在靠近肠管的一端管腔未闭而形成的向肠壁外凸出的指状或
袋状突起，具有完整的肠壁组织结构和独立的系膜血供，为真性憩
室。该病因出 Johann Meckel 于 1809 年首先做出较完整的描述而得
名。梅克尔憩室是胃肠道先天性畸形中最常见的一种，发生率约 2%
（0.3% ～ 2.9%），男女比例约为 2∶1，常发生于距回盲瓣 100cm
范围内的回肠系膜对侧。梅克尔憩室常伴异位组织，最常见的是胃
黏膜和胰腺组织，且伴有一定的腺体分泌功能，是 10 岁以下儿童肠
道出血的最常见病因。

【影像表现】

钡剂造影检查时较大的梅克尔憩室可因钡剂充盈而表现为远段回肠系膜对侧向外凸出的盲袋状影,合并溃疡或肠套叠时可有相应的表现,但也可因憩室口较小、未能充盈对比剂而造成漏诊。

CT 表现为右下腹或下腹部盲管状肠壁结构,开口于远段回肠系膜缘对侧,可因并发炎症而出现憩室壁增厚强化,周围系膜脂肪浑浊渗出。合并活动性出血时,增强 CT 可见憩室内对比剂外渗。合并穿孔时表现为憩室周围游离气体。CT 还可显示因梅克尔憩室内翻、扭转或套叠等原因继发的肠梗阻或梅克尔憩室合并肿瘤等并发症。

【鉴别诊断】

1. 小肠重复畸形 与肠道相通的小肠重复畸形可以出现类似小肠憩室样的影像学表现,容易与梅克尔憩室相混淆,但前者发生部位在回肠的系膜侧,被包裹在系膜内,与梅克尔憩室相反。

2. 小肠憩室 小肠后天性憩室多因肠壁肌层薄弱而凸出,多发生于系膜缘,常为多发,多合并消化道其他部位憩室。

3. 炎症性肠病 克罗恩病慢性期,小肠病变肠管系膜缘反复溃疡愈合后缩短形成小肠游离缘假性憩室样改变,需注意与梅克尔憩室相鉴别。

【重点提醒】

横断位薄层图像,尤其是动脉期图像结合 MPR 寻找盲管状囊袋样结构及供血动脉有助于梅克尔憩室的检出。同时应注意有无合并出血、炎症、梗阻、穿孔及肿瘤等并发症。

三、小肠重复畸形

【典型病例】

病例一 患儿,男,2 个月,产前检查发现右侧腹包块(图 6-27)。

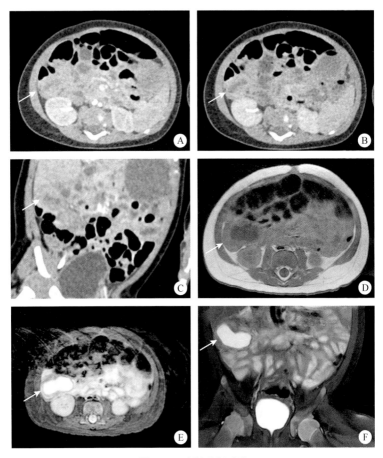

图 6-27 小肠重复畸形

A 为动脉期 CT 增强图像，B、C 为门静脉期 CT 增强图像，C 为 MPR 图像，D 为 T_1WI 图像，E、F 为轴位与冠状位 T_2WI 图像，显示右上腹小肠旁囊性病灶（白长箭），囊壁增厚，轻度强化，囊液呈长 T_1 长 T_2 信号

病例二 患儿，男，5 岁，间断腹痛 3 天（图 6-28）。

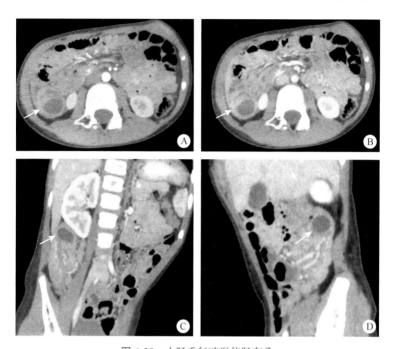

图 6-28　小肠重复畸形伴肠套叠

A 为动脉期 CT 增强图像，B ～ D 为门静脉期 CT 增强图像，C、D 为 MPR 图像，显示回盲部薄壁囊性病灶伴回盲部肠套叠（白长箭）

【临床概述】

小肠重复畸形指在小肠的近系膜侧出现的一种圆形或管状结构的空腔器官，与其毗邻的小肠有相同的组织结构与血液供应。小肠重复畸形占消化道重复畸形的 57%，可发生于小肠任何部位，以回肠末端最为多见。病理上可分为如下类型：①囊肿型，附于肠壁而与正常肠腔不通，其内分泌物潴留而形成囊肿，可进一步分为肠内型（位于肠壁间，凸向肠腔内外，以回盲瓣区多见）和肠外型（附于肠壁外，压迫肠管外形，此型最为常见，约占 80%）。②管状型，表现为附于正常肠管系膜缘侧与之并行的异常肠管，其间有分隔，近端和（或）远端可与正常肠管相通。

小肠重复畸形的临床症状主要与发生部位、病理类型、范围大小和有无并发症等因素有关。60% ～ 83% 的患者于 2 岁以前发病，不少病例在出生 1 个月内出现症状，主要包括肠梗阻、消化道出血、腹部肿物及腹痛等。

【影像表现】

X 线平片诊断小肠重复畸形价值有限。囊肿型小肠重复畸形足够大时可表现为腹部类圆形密度增高影。钡剂造影检查可见邻近肠腔内充盈缺损或肠管受压移位。如重复畸形与正常肠管相通，钡剂可进入其内，形成双管征，钡剂排空延迟。

CT 平扫多表现为位于小肠壁内或小肠旁的圆形单房积液囊肿，或呈管状结构，少数可合并囊内出血而呈稍高密度，少数管状型内可见气体。囊肿大小不一，小部分囊壁可见钙化，增强扫描囊壁轻度强化。CT 对于消化道重复畸形合并肠旋转不良、肠闭锁等畸形和（或）伴发肠梗阻、肠扭转等并发症的诊断具有独特优势。

MRI 上囊肿型小肠重复畸形囊液多呈长 / 等 T_1 长 T_2 信号，少数病例呈 T_1 高信号，可能与囊液的成分改变有关。囊壁 T_1WI、T_2WI 信号均与腹壁肌肉信号相似，增强扫描囊壁轻度强化。管状型与正常肠管相通，其内可见积气征。

【鉴别诊断】

1. 腹腔囊性肿块 如肠系膜囊肿、胰腺假性囊肿、卵巢囊肿等。肠系膜囊肿囊壁为结缔组织，无肌层和黏膜，CT 表现为囊性肿块，壁菲薄光滑甚至看不到囊壁，可为单房或多房，囊内有分隔；而肠重复畸形囊壁相对较厚，甚至比邻近正常肠管更厚。胰腺假性囊肿与胰腺关系密切，壁薄而均匀，多有胰腺炎或外伤史，可伴血尿淀粉酶升高。卵巢囊肿较大时可向上推挤表现为腹部囊性肿块，鉴别时需注意观察正常卵巢是否存在及囊肿血供与卵巢的关系。

2. 淋巴管瘤 有沿腔隙生长的特点，一般病灶较小时占位效应不明显，大的淋巴管瘤则有明显的占位效应。影像表现为边界清晰、薄壁、多房的囊性包块，有分隔，囊内可为水样密度或 CT 值为负值（乳糜液），合并感染或出血时 CT 值可增高，并见液体分层。增强扫描囊内见肠系膜血管显影时诊断本病可靠性较大，据此可与其他疾病相鉴别。

四、异位胰腺

【典型病例】

病例一　患者，女，44 岁，下腹不适 2 年余（图 6-29）。

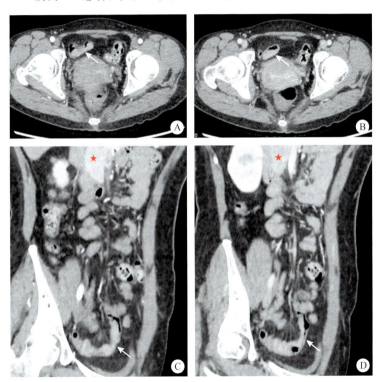

图 6-29　回肠异位胰腺

A、B 为动脉期和门静脉期 CT 增强图像，C、D 为动脉期和门静脉期 MPR 图像，显示中远段回肠肠腔内强化软组织结节（白长箭），强化程度与正常胰腺组织相当（五角星）

病例二 患者，女，54 岁，上腹不适 3 年余（图 6-30）。

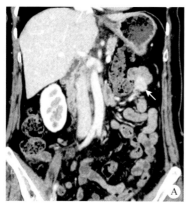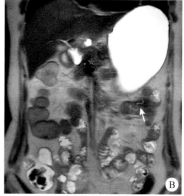
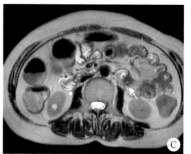

图 6-30 近段空肠异位胰腺

A. 门静脉期 CT 增强 MPR 图像，显示近段空肠及其系膜内强化软组织结节，其内隐约可见胰管，呈小条状低密度灶（白长箭）；B、C. 冠状位及轴位 T_2WI 图像，显示异位胰腺信号与正常胰腺组织相似（五角星），胰管显示更加清晰（白长箭）

【临床概述】

异位胰腺亦称迷走胰腺或副胰腺，在胰腺正常解剖部位以外生长的与正常胰腺组织既无解剖上的联系，又无血管联系的孤立的胰腺组织，均称为异位胰腺，属于一种先天性畸形。其可见于腹腔的任何部位，以十二指肠最多见，约占 27.7%；胃次之，约占 25.5%；

空肠约占 15%；回肠与梅克尔憩室约占 3%。病变通常较小，生长缓慢，一般无症状，少数患者可因表面黏膜溃疡、出血或异位胰腺组织压迫消化道造成梗阻或发生胰腺炎、肿瘤等而出现相应的症状。

【影像表现】

钡剂造影检查表现为黏膜下圆形或椭圆形充盈缺损，宽基底，表面光滑，有时病灶中心可见钡剂充盈的小龛影或钡斑，即"脐凹征"，为通向异位胰腺的导管口，甚至可见细管状致密影伸入充盈缺损区，称为"导管征"，被认为是异位胰腺的特征性表现。

CT 表现为黏膜下无包膜的结节，大小为 1～3cm，其长径往往与所在器官长轴平行，黏膜表面可破溃形成溃疡。增强扫描时呈明显均匀强化，强化程度与胰腺组织一致，部分病例中可以看到异位胰腺组织的胰管，表现为一细管状影延续至结节表面，即"导管征"，是异位胰腺的特征性 CT 表现。

在 MRI 各序列中异位胰腺的表现均与原位胰腺相似，尤其是 T_1WI 上胰腺组织特征性的高信号有助于其与其他病变的鉴别。异位胰腺的强化方式（在动脉晚期明显强化）也与正常胰腺相似。T_2WI 和 MRCP 可显示异位胰腺内的导管系统，即"导管征"，此征象特别有助于鉴别异位胰腺和其他黏膜下肿块。

【鉴别诊断】

1. 胃肠间质瘤 起源于黏膜下的胃肠间质瘤有时与异位胰腺的鉴别较困难，"导管征"或 CT/MRI 动态增强扫描观察病灶与胰腺组织的强化程度差别有助于鉴别诊断。

2. 小肠腺瘤 典型的小肠腺瘤较小，直径 1～3cm，通常单发，CT/MRI 检查呈边缘光滑的息肉状，密度/信号均匀，均匀增强，有时与异位胰腺难以鉴别，CT/MRI 动态增强扫描观察病灶与胰腺组织的强化程度差别有助于鉴别诊断。

五、中肠旋转不良

【典型病例】

患者，男，19岁，脐周疼痛不适1天（图6-31）。

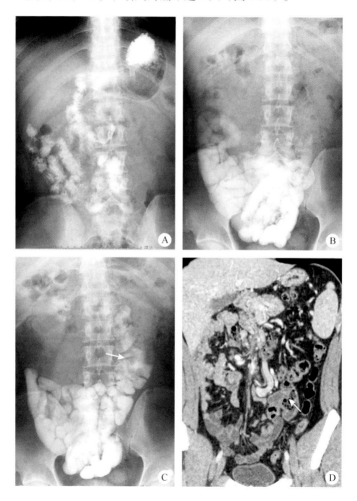

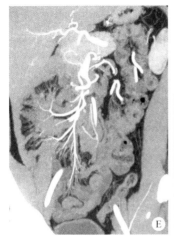
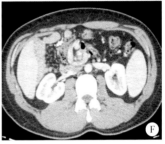

图 6-31 中肠旋转不良

A ～ D. 小肠碘水造影图像（A ～ C）、门静脉期 CT 增强 MRP 图像（D），显示十二指肠空肠结合部位于幽门水平线以下、中线附近，空肠位于腹腔右侧（A），回肠主要位于右下腹及盆腔（B），回盲部（C、D，白长箭）位于左下腹。E. 动脉期 CT 增强 MIP 图像，显示肠系膜上动脉空肠分支转向右侧。F. 门静脉期 CT 增强图像，显示肠系膜上静脉位于肠系膜上动脉前方及左侧

【临床概述】

中肠旋转不良是由于胚胎发育过程中由肠系膜上动脉供血的中肠在以肠系膜上动脉为轴心做旋转运动时发生障碍，使肠道位置发生变异和肠系膜的附着不全，进而并发肠梗阻或肠扭转，是新生儿肠梗阻的较常见原因之一。然而，并非所有中肠旋转不良患者均在新生儿期出现症状，偶尔亦可遇到婴儿及儿童期病例，极少数也可成人时才发病。有些患者可无明显临床症状或表现为非特异性消化道症状，如腹痛、腹泻、便秘等。

【影像表现】

钡剂造影检查显示十二指肠空肠结合部位置异常（提示屈氏韧带异位）是中肠旋转不良的准确征象。经典型中肠旋转不良十二指

肠空肠结合部位于幽门水平线以下、正中线右侧。非经典型中肠旋转不良十二指肠空肠结合部位于幽门水平线以下、正中线左侧且空肠位于右腹部，其肠道位置相对正常，不易合并较严重的并发症。但必须注意的是，如果患者出现急性肠梗阻症状及相关体征，应禁用钡剂造影检查，以免加重梗阻。钡剂灌肠检查可显示盲肠及升结肠位置异常，如升结肠或全部结肠位于左腹部或盲肠阑尾不在右下腹，位置升高且呈横位。

CT 显示十二指肠空肠结合部位置异常及肠系膜上动脉、上静脉相对位置异常。正常情况下，肠系膜上静脉位于肠系膜上动脉的右前方。中肠旋转不良时，肠系膜上静脉位于肠系膜上动脉前方或左侧。

【鉴别诊断】

肠扭转：与中肠旋转不良有相似之处。肠扭转常引起急腹症，主要表现为绞窄性肠梗阻。CT 表现为肠系膜血管和肠管的"旋涡征"及梗阻点的"鸟嘴征"。根据十二指肠空肠结合部位置可与中肠旋转不良相鉴别，但肠扭转也可能是中肠旋转不良的并发症。

【重点提醒】

冠状面重建图像能更清晰地显示幽门、十二指肠空肠结合部和回盲部的位置及其与脊柱的关系，最大密度投影（MIP）重建图像可以清晰显示肠系膜上动静脉的相对位置关系，均有助于中肠旋转不良的诊断。阅片时应重点观察以下几点。①十二指肠是否跨过中线：正常情况下，十二指肠在脊柱右侧下行，越过中线，上行至幽门水平移行为空肠。中肠旋转不良时十二指肠空肠结合部位置异常。②空肠的主要位置：正常情况下，空肠位于左上腹，黏膜皱襞丰富，强化程度高于回肠。中肠旋转不良时，有环形皱襞的空肠位于右腹部而肠壁较光滑的回肠位于左腹部。③盲肠的位置：部分中肠旋转不良患者合并盲肠位置异常，不位于右下腹而位于左腹部或上腹部。④肠系膜上动脉、上静脉相对位置。

（李 震 罗 彦）

第七章

脾　　脏

第一节　脾脏疾病影像诊断基础

一、影　像　解　剖

脾脏呈扁椭圆形，形似蚕豆，上极及外缘圆钝，下极稍尖。脾脏位于左上腹腔，上方紧贴膈面，外侧呈浅弧形外突、邻近下位肋骨；内侧为脾门，呈沟槽样凹陷，内有动静脉及淋巴管出入。脾门与胰腺尾部、胃底体大弯侧、结肠脾区及左肾、左肾上腺区毗邻，上述脏器病变可累及脾脏。正常脾脏 CT 增强扫描动脉期可呈花斑样、地图样不均匀强化，可能造成病变假象或掩盖病变的存在，CT 检查时必须结合静脉期或延迟期观察。脾脏组织学上主要由血窦和淋巴组织构成，故常见病变主要包括淋巴瘤、淋巴管瘤、血管瘤及转移瘤等（**图 7-1**）。

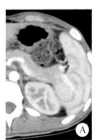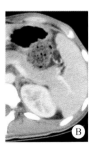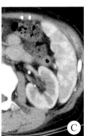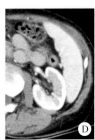

图 7-1　脾脏增强动脉期呈花斑样（A）或地图样（C）强化，门静脉期（B、D）强化均匀

二、先天变异与病变——副脾

【典型病例】

患者，女，57岁，确诊胃癌1周，CT报告胰尾占位，为确定治疗方案来科会诊（**图7-2**）。

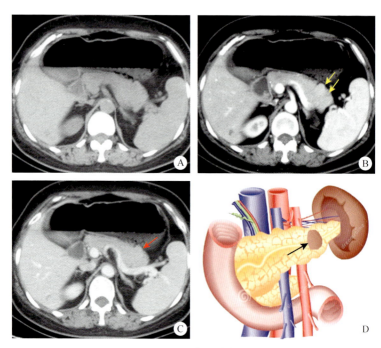

图 7-2　胰尾副脾

A. 平扫显示胰尾部略饱满；B. 动脉期，胰尾部前缘见两枚高强化结节，略高于胰腺实质强化，与脾脏强化幅度接近，且强化不均匀（黄长箭）；C. 静脉期，结节仍与脾脏呈同步强化，脾门脂肪间隙内另见两枚副脾结节（黄长箭）；D. 模式图，黑长箭为胰内副脾

【临床概述】

（1）副脾（accessory spleen）是指正常脾脏以外，与正常脾脏功

能相同的组织，发生率为 10% ～ 40%。多数为结节状、位置、数目、大小均不恒定。

（2）副脾多数位于脾门及脾脏周围，少数位于胰尾、肠系膜、卵巢等处。

（3）多数患者无症状，故副脾本身无临床意义，但在脾周脏器发生恶性肿瘤时，需与转移灶鉴别。

【影像表现】

本病影像表现为脾周脂肪间隙内或胰腺实质内结节，呈圆形或类圆形，边缘光滑，周围脂肪间隙清晰，增强扫描强化幅度及特征与脾脏近似。

【重点提醒】

注意勿将副脾误诊为淋巴结转移或腹腔转移，CT 诊断不明时可结合 MRI 进一步检查；淋巴瘤等系统性疾病也可累及副脾。

第二节　脾脏常见疾病诊断

一、囊　　肿

【典型病例】

患者，男，67 岁，胰腺术后（图 7-3）。

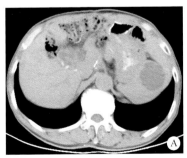
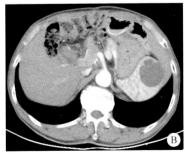

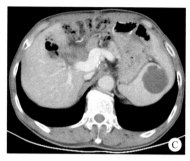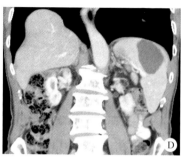

图 7-3 脾囊肿

A. 平扫示脾脏液性密度灶，边缘清晰，CT 值 19HU；B～C. 动脉期及门静脉期病灶
CT 值 20HU，未见明确强化；D. 冠状位显示脾脏囊性灶，符合囊肿诊断

【临床概述】

脾囊肿是脾脏的囊性病变，根据内壁是否被覆内皮，可分为真性囊肿和假性囊肿，此外还有一类包虫性囊肿。多数无症状，常为腹部 CT 检查时偶然发现。病变较大时可出现腹痛、腹胀等非特异性症状。

【影像表现】

脾囊肿呈液性密度，多数边缘清晰锐利，外伤所致假性囊肿边缘可不规则，内部密度稍高并可见出血所致液液平。包虫性囊肿 CT 值偏高，可伴钙化、子囊及飘带征。

【鉴别诊断】

脾囊肿征象比较明确，一般诊断不难，少数较小病灶或假性囊肿需与淋巴瘤或转移瘤鉴别。

二、血 管 瘤

【典型病例】

患者，女，35 岁，左上腹胀痛不适 1 月余（图 7-4）。

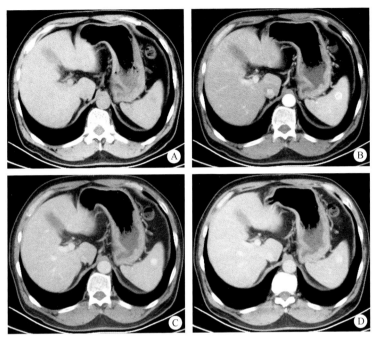

图 7-4　脾血管瘤

A. 平扫示脾脏稍低密度小结节；B. 动脉期此结节边缘见环状高强化，病灶内部左后缘见结节状高强化；C. 门静脉期强化区域进一步填充；D. 延迟期结节见均匀的高强化，强化程度高于周围脾脏实质

【临床概述】

（1）血管瘤（splenic hemangioma）主要分为海绵状血管瘤和毛细血管瘤，以海绵状血管瘤多见。窦岸细胞血管瘤是起源于红髓窦内皮细胞的少见脾肿瘤，呈大小不等多结节状分布。

（2）脾血管瘤内可发生栓塞、出血、钙化、纤维化或囊变等组织学改变。

（3）患者多无症状，亦见肿瘤较大者外伤时破裂的个案。

【影像表现】

脾血管瘤平扫多呈实性低密度，偶可见钙化或出血导致的高密度或囊性低密度成分。脾血管瘤强化特征多样，可表现为结节样高强化渐进充填、环状高强化或囊状无强化。

【重点提醒】

脾脏海绵状血管瘤较少出现类似肝血管瘤的典型强化特征（早期边缘结节样高强化，随时相延迟向中心填充），原因可能与脾血窦窦壁较厚，导致对比剂进入缓慢有关。但延迟期多可见对比剂缓慢填充，故遇到早期强化特征不典型者，可延时一段时间（5～10min）再行扫描以明确病灶性质。

三、脾脏硬化性血管瘤样结节状转化

【典型病例】

患者，女，35 岁，左上腹胀痛不适 1 月余（图 7-5）。

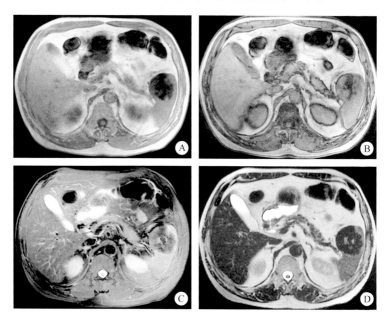

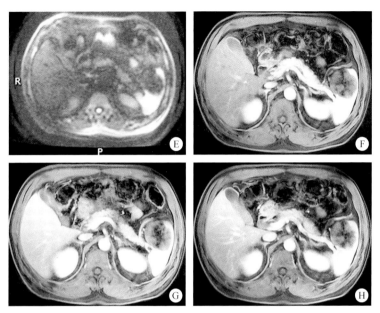

图 7-5 脾脏硬化性血管瘤样结节状转化

A. 平扫 T_1 同相位，脾脏低信号肿块；B. 平扫 T_1 反相位，肿块信号增高；C. T_2 脂肪抑制序列，肿块呈低信号；D. T_2 非脂肪抑制序列，肿块呈低信号；E. DWI 序列（b 值=1000），肿块呈低信号；F ～ H. 增强扫描动脉期至延迟期，肿块呈轻度延迟强化。

磁共振信号提示肿块的特点为内部大量含铁血黄素沉积，提示陈旧性出血

【临床概述】

（1）脾脏硬化性血管瘤样结节状转化（sclerosing angiomatous nodular transformation，SANT）是一种良性血管病变，其病因是炎症、创伤、出血等引起的脾过度基质增生造成的红髓改变。

（2）临床上以成年女性发病率较高，单发病变为主。

（3）患者可无症状，多为体检时发现，偶可见腹痛、腹部不适、发热、脾大、贫血等症状。

【影像表现】

增强 CT 可见脾内单发低密度占位，边界清晰，偶见钙化。增强后动脉期及门静脉期可见环状强化或边缘结节状强化，延迟期中央可见无强化区，部分可见假包膜。

MRI 常见 T_1WI 低信号、T_2WI 低信号，DWI 无明显扩散受限。增强扫描呈向心性、渐进性强化，肿瘤周边向中央可表现为放射性轮辐样强化，部分病灶可见延迟期中央星芒状纤维瘢痕，呈无强化，即"裂隙征"。

【重点提醒】

脾脏硬化性血管瘤样结节状转化信号和强化特征反映了血管病变内的出血和纤维瘢痕，"轮辐征""裂隙征"是其特征性表现。

四、淋巴管瘤

【典型病例】

患者，女，30 岁，腹胀不适 2 月余（图 7-6）。

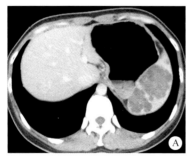
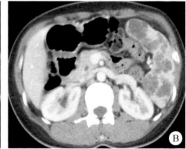

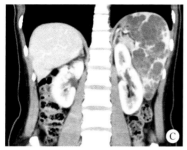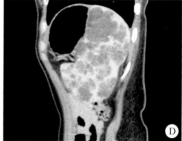

图 7-6 脾淋巴管瘤

CT 显示脾内弥漫多房囊性灶，囊内密度略高于水；内部多发分隔，分隔略强化；脾脏边缘光滑锐利

【临床概述】

（1）淋巴管瘤（lymphangioma）是一种淋巴管源性的良性病变，目前多认为是由于淋巴管先天性发育不全、错构或继发性淋巴管损伤后淋巴引流障碍而导致的淋巴管异常扩张甚至瘤样增大。

（2）组织学上根据淋巴管扩张的程度不同，将其分为三种类型：①毛细血管样淋巴管瘤，由密集、细小的淋巴管构成；②海绵样淋巴管瘤，由扩张呈窦状的较大淋巴管构成；③囊性淋巴管瘤，由大的淋巴管腔隙构成。囊性淋巴管瘤相对多见。

（3）脾淋巴管瘤一般无临床症状，病灶较多、较大可引起压迫症状，导致腹部胀痛不适，伴发热、恶心、呕吐、体重减轻、高血压、脾功能亢进等临床表现。

【影像表现】

CT 增强扫描可见脾脏单发或多发、形态不规则、边界较清晰的液性密度区，其内充盈淋巴液，呈略高于单纯囊肿的水样密度，海绵样淋巴管瘤可伴分隔，呈多房状葡萄样形态，增强扫描病灶边缘及间隔可有轻中度强化，延迟扫描强化持续升高。MRI 可见囊性病变呈水样信号，强化表现与 CT 类似。

五、转 移 瘤

【典型病例】

病例一 患者，女，50岁，右乳腺癌术后，腹部弥漫转移（图7-7）。

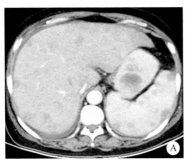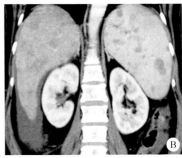

图7-7 脾转移瘤（1）

A. 轴位示脾脏多发低强化结节，边界模糊，肝脏亦见多发结节；B. 冠状位示脾大，结节大小不等，部分融合

病例二 患者，男，41岁，左肩部黑色素瘤术后1年，腹部、骨弥漫转移（图7-8）。

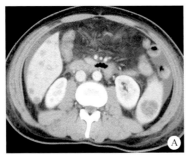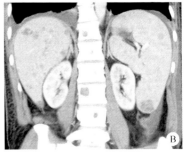

图7-8 脾转移瘤（2）

A. 轴位示脾脏下极低强化结节，内见条片状稍高强化，边缘较清晰；B. 矢状位示脾大，脾多发转移结节，肝、骨多发转移

【临床概述】

脾转移常为恶性肿瘤晚期表现，多数为血行转移，少数也可为淋巴转移，多来源于肺癌、乳腺癌、黑色素瘤或胃肠道恶性肿瘤，少数也可见于生殖系统恶性肿瘤。

【影像表现】

脾转移瘤常伴脾脏肿大，表现为脾内多发或单发实性低密度灶，静脉期或延迟期显示较为清晰，部分病灶可融合成团块状。脾转移瘤多无特异性 CT 征象，有时难以与淋巴瘤鉴别，需结合原发恶性肿瘤情况综合评判。

六、淋 巴 瘤

【典型病例】

患者，女，46 岁，发现脾脏及盆腔肿物（图 7-9）。

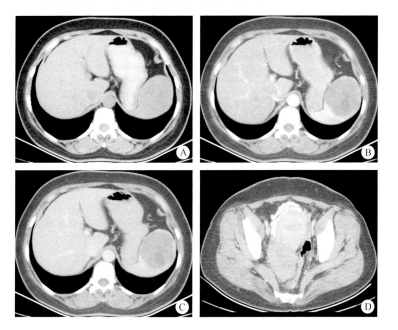

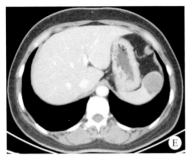
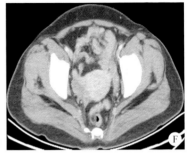

图 7-9 脾淋巴瘤

A ～ C. 脾脏内稍不均匀中低强化肿物, 边缘清晰; D. 同一病例盆腔内右附件区肿物, 呈类似稍不均匀低强化, 经穿刺病理确诊为非霍奇金淋巴瘤, 弥漫大 B 细胞型。

E、F. 该患者经 8 个周期化疗后复查, 脾脏及盆腔肿物均较前缩小

【临床概述】

(1) 脾淋巴瘤分为原发性和继发性两种类型, 以继发者多见, 根据形态又可分为弥漫浸润型、粟粒结节型、多发肿块型和巨块型。

(2) 临床可伴白细胞和血小板计数减低。

(3) 患者可伴低热、食欲减退、恶心、呕吐、贫血、体重减轻或乏力等症状。

【影像表现】

弥漫浸润型淋巴瘤表现为脾脏弥漫性增大, 半扫密度减低, 但无明显肿块结节; 粟粒结节型淋巴瘤可在增大的脾脏背景中检出弥漫低强化小结节; 多发肿块型和巨块型淋巴瘤表现为脾内低密度实性灶, 密度多均匀, 较少出现出血、坏死、钙化, 增强扫描多呈中低度均匀强化, 偶见环状强化, 与高强化的脾脏界限清晰。

七、脾 梗 死

【典型病例】

患者, 男, 58 岁, 发现胰腺占位 2 周 (图 7-10)。

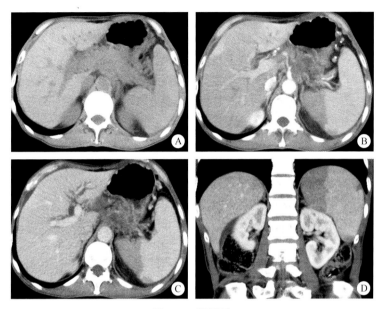

图 7-10　脾梗死

A. 平扫脾略饱满，未见明确异常密度。B. 动脉期脾内见楔形低强化灶，基底靠近脾被膜，尖端指向脾门；注意胰体尾部肿块侵犯脾血管。C. 静脉期梗死区脾实质萎缩，被膜缘欠光滑，后外侧另见一低强化小灶。D. 冠状位示脾内多发梗死灶，较小者亦呈类楔形形态

【临床概述】

（1）脾梗死是指由于脾动脉供血中断导致的脾脏缺血坏死，引起脾梗死的原因包括心血管及脾血管病变、血液病及医源性或肿瘤侵犯脾动脉。

（2）脾梗死主要为缺血性梗死，当脾静脉引流同时出现问题时，梗死周围可出现出血带。

（3）急性脾梗死可表现为突发左上腹疼痛及压痛、贫血、白细胞计数升高等；慢性者多无症状。

【影像表现】

CT 平扫呈稍低或等密度，形态多呈三角形或类楔形，或呈片状不规则形态，但一般为宽基底邻近被膜侧，尖端指向脾门。少数可呈小灶状低密度梗死灶。增强扫描呈低强化。完全性脾梗死者可仅见包膜强化。慢性者可呈液性密度，部分因纤维化牵拉可导致邻近被膜缘凹陷或呈波浪状凹凸不平。

【鉴别诊断】

脾梗死多呈片状或三角形，与脾占位性病变不难鉴别。少见的多发小灶性脾梗死需与脾淋巴瘤及脾转移瘤鉴别，可结合临床病史或动态随访观察。陈旧性脾梗死需与脾囊肿鉴别。无心血管或其他全身性疾病者，应注意观察邻近脏器如胰腺等有无肿瘤侵犯脾血管等诱因。

（王之龙）

第八章

急 腹 症

　　急腹症是临床工作中的常见病，是以急性腹痛为主要临床表现的一组不同疾病的总称，涉及消化、泌尿、生殖及血管系统。某些全身性疾病也可出现急腹症的表现。本章主要介绍腹部外伤、胃肠道梗阻、胃肠道穿孔及肠系膜血管病变。

第一节　腹部外伤

一、肝脏创伤

【典型病例】

病例一　患者，女，73 岁，多发外伤并腹部疼痛 2h（图 8-1）。

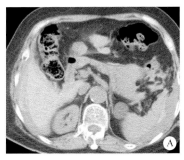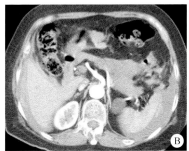

图 8-1　肝脏创伤（1）

显示肝脾包膜下血肿、腹腔积液。A. 平扫示肝脏下缘包膜下弧形稍低密度影，平均 CT 值约为 40HU，其内见条带状稍高密度影，平均 CT 值约为 65HU，提示包膜下出血；脾脏外缘可见弧形液性密度，其内可见条状高密度影，提示脾包膜下出血。B. 增强扫描，肝包膜下弧形异常密度影未见明显强化，边缘较平扫清晰

病例二 患者，男，47岁，胸部挤压伤致胸痛气短3h，肝破裂、肝周积血，双侧胸腔积液（**图 8-2**）。

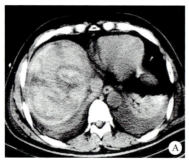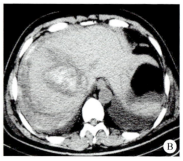

图 8-2 肝脏创伤（2）

A. 平扫近膈顶肝实质内见多个团片状高密度影，肝周见薄弧形高密度影，双侧胸腔见条带形液性密度影；B. 平扫肝右前叶上段团片状高密度影，肝周见条带状高低混杂密度影

【临床概述】

（1）肝脏是腹部外伤第二常见脏器，肝脏创伤是腹部外伤常见的致死原因之一。

（2）外伤的原因包括闭合性损伤（挤压、高空坠落、车祸、打击）和开放性损伤（刀刺伤、枪弹伤）。

（3）常见临床表现：腹痛，腹部压痛、反跳痛、肌紧张，腹腔穿刺抽出不凝血。

（4）肝脏创伤的 CT 分级标准（**表 8-1**）。

表 8-1 肝脏创伤 CT 分级标准

分级	CT 征象
I 级	肝裂伤，深度＜1cm
	被膜下血肿＜10% 肝表面积

续表

分级	CT 征象
Ⅱ级	肝裂伤，深度 1～3cm，长度≤ 10cm
	被膜下血肿占肝表面积 10%～50%
	肝实质内血肿直径< 10cm
Ⅲ级	肝裂伤，深度> 3cm
	被膜下血肿占肝表面积> 50%
	肝实质内血肿直径≥ 10cm
	存在肝血管损伤或肝实质内活动性出血的任何损伤
Ⅳ级	肝实质破裂累及 25%～75% 肝叶
	活动性出血超出肝实质进入腹膜腔
Ⅴ级	肝实质破坏> 75% 肝叶
	肝旁静脉损伤包括肝后下腔静脉和肝中央大静脉损伤

【影像表现】

CT 表现

（1）肝挫伤：肝实质边界模糊的条片状及不规则状低密度区。

（2）肝裂伤：增强扫描后肝实质内条状、片状、分支状及不规则状低密度区。损伤区的强化与否，是判断局部血供情况的关键：局部有强化，提示存在血供；局部无强化，提示损伤区血供丧失或肝坏死。

（3）肝血肿：分为肝包膜下血肿和肝实质内血肿。

1）肝包膜下血肿：平扫表现为肝包膜与肝外缘间新月形或弧形稍低密度影，急性血肿时 CT 值可略高于或近似肝实质，采用窄窗宽观察，增强扫描血肿不强化、呈相对低密度。

2）肝实质内血肿：平扫表现为类圆形、椭圆形或不规则形等或稍高密度影，增强后不强化、相对低密度，边界清晰，有时可见血肿内分层现象。随时间推移密度减低，体积缩小。

（4）活动性出血：增强 CT 可见由于血管破裂，对比剂外溢形成的高密度影。

（5）肝静脉损伤：增强 CT 扫描显示肝损伤区域静脉连续性中断和相应的肝引流区无强化；沿肝内门静脉及分支走行的轨状或环状低密度影。

（6）远期并发症

1）血肿（**图 8-3**）：新鲜出血表现为肝实质内高密度，随时间延长密度减低。

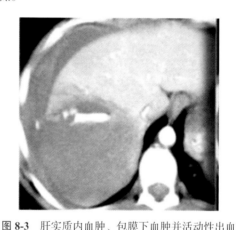

图 8-3　肝实质内血肿、包膜下血肿并活动性出血

增强扫描门静脉期，肝右叶不规则形低密度影，边界较清晰，其内密度不均匀，局部肝脏边缘显示欠清晰；肝包膜下可见弧形不均匀低密度影，实质内及包膜下低密度影内均可见条片状及斑片状高密度影

2）肝脓肿：肝实质内局限性低密度灶，边界模糊，可见少量气体或气液平面，增强扫描呈环状强化。

3）胆汁瘤（**图 8-4**）：发生于肝撕裂伤累及肝内胆管时，增强CT 显示肝内或肝周类圆形低密度灶；若胆汁漏入腹膜腔，增强 CT 可见腹腔积液、腹膜增厚及强化。

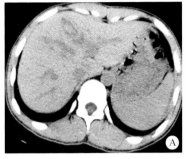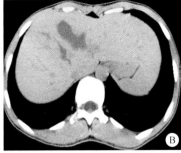

图 8-4　外伤后胆汁瘤形成

患者,男,18 岁,上腹外伤。A. 受伤后 8h 显示肝左内叶条形略低密度影,边界模糊;
B. 受伤 5 天后复查肝左内叶肝内胆管走行区见卵圆形及条带形水样低密度影,边界
清晰

4) 肝动脉假性动脉瘤: 增强 CT 显示类圆形高密度灶。

【鉴别诊断】

对于肝周围血肿及腹腔积血而肝内损伤征象不明显的患者和单一撕裂伤者,必须行 CT 对比增强扫描,并结合临床表现明确诊断。

【重点提醒】

明确的腹部外伤史,临床表现为腹部疼痛;CT 表现为肝内低密度影,腹腔积血,肝被膜下血肿;增强扫描显示血管损伤,均有利于明确诊断。

【知识拓展】

(1) 腹腔穿刺阴性亦不能排除腹内脏器损伤,原因如下: ①出血早期穿刺因出血量少不易抽得; ②积血在肝周、脾周,未渗透到盆腔、下腹部; ③包膜下血肿,腹腔内无游离积血。

(2) 对于肝脾周围血肿、腹腔积血患者,CT 平扫肝脾损伤征象不明显,须行 CT 增强扫描,以进一步明确。如有损伤存在,正常肝实质强化,损伤区域无强化。

（3）CT 被认为是腹部创伤评估的影像金标准，敏感性及特异性均较高。延迟期的 CT 有助于鉴别活动性出血和血管损伤。对比剂外溢是活动性出血的标志。

二、脾脏外伤

【典型病例】

患者，女，43 岁，左侧腹部外伤并腹部疼痛 1h（图 8-5）。

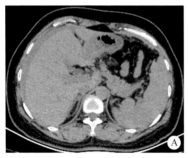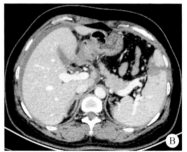

图 8-5 脾破裂，腹腔少量积液

A. 腹部 CT 平扫，脾实质内见条片状低密度影，肝脾周围见液性密度影。B. 腹部 CT 增强门静脉期，脾脏撕裂，平扫条片状低密度影未见强化，延续至脾外缘；肝脾周可见液性密度影

【临床概述】

（1）脾脏富含血管、质地脆弱，是腹部闭合性损伤中最易受损的器官，脾脏外伤发生率占腹部内脏损伤的 40% ~ 50%。脾破裂多为左下胸部或左上腹部暴力或刀伤直接损伤所致。

（2）根据破裂程度可分为完全性破裂、中央破裂和包膜下破裂。

（3）临床表现为左上腹部或全腹疼痛。

（4）脾脏损伤的 CT 分级标准（表 8-2）。

表 8-2 脾脏损伤 CT 分级标准

分级	CT 征象
Ⅰ级	实质撕裂伤，深度＜1cm
	被膜下血肿＜10% 表面积
Ⅱ级	实质撕裂伤，深度 1～3cm
	被膜下血肿占 10%～50% 表面积
	实质内血肿直径＜5cm
Ⅲ级	实质撕裂伤，深度＞3cm
	被膜下血肿＞50% 表面积
	实质内血肿直径≥5cm
Ⅳ级	实质撕裂累及节段或脾门血管，造成＞25% 的断流
	引起脾脏血管损伤或脾内活动性出血
Ⅴ级	脾破裂
	任何脾血管损伤并伴活动性出血

【影像表现】

CT 表现

（1）局限性包膜下积血：脾边缘处新月形或半月形病变，CT 值略高于或接近脾密度，相邻脾实质受压变平或呈内凹状，增强扫描无强化表现。

（2）脾内血肿：视出血时间不同，其密度变化较大，呈圆形或椭圆形略高密度、等密度或低密度影，增强扫描血肿不强化，而脾实质强化。

（3）单一脾撕裂：脾内窄带样低密度影，在急性期边界不清，破裂后期或治愈时，可形成边界清晰的裂隙，与正常脾切迹相似。

（4）多发性脾撕裂：呈多发性不规则低密度影，增强显示更清晰，脾包膜不完整；如果脾包膜破裂，可形成腹腔积血。

（5）脾周血肿：位于脾周，代表脾脏被膜破裂，血液积聚在脾脏周围，对脾脏无明显推压表现。

【重点提醒】

急性腹部外伤史，临床表现根据脾脏破裂程度而不同。CT 可发现脾脏挫伤，甚至脾脏破裂；脾内及被膜下血肿；腹腔积液或积血等。

【知识拓展】

CT增强扫描可以弥补CT平扫的不足，能发现细微的损伤，也能够区分可疑病灶；对于脾脏血管损伤，可以发现对比剂外渗，诊断活动性出血。

三、胰腺创伤

【典型病例】

患者，女，16岁，体育测试中腹部被撞击后9h（图8-6）。

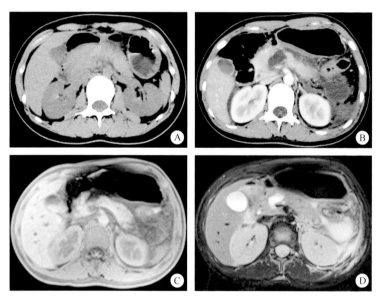

图8-6 胰腺裂伤，胰腺尾部假性囊肿

A. 受伤后9h腹部CT平扫，胰腺体部内见小斑片状高密度影；B. 受伤后3天腹部CT增强动脉期，胰腺体部见楔形不强化低密度影，胰腺周围及胰腺尾部见液性低密度区；C. 受伤后9天T$_1$WI平扫，胰腺体部见楔形低信号，胰腺尾部见包裹性低信号，假性囊肿形成；D. 受伤后9天T$_2$WI，胰腺体部见楔形高信号，胰腺尾部见囊性高信号，左肾周见条索状渗出影

【临床概述】

胰腺创伤最常见原因是锐器刺伤或枪伤等造成的穿透性创伤，与肝脏、脾脏和肾脏的创伤相比，延误诊断可导致很高的死亡率，因此早期确诊至关重要。胰腺的钝性创伤包括安全带损伤、直接撞击方向盘或自行车把等造成的创伤，胰腺创伤多存在联合损伤。

【影像表现】

1. CT 表现

（1）胰腺裂伤：胰腺内见低密度裂隙。20% ～ 40% 的胰腺创伤最初 CT 可显示正常，后续复查中逐渐清晰可见。

（2）胰腺挫伤：表现为形态不一、边界模糊的局灶性低密度，可伴有局灶性或弥漫性胰腺肿大。

（3）胰腺断裂：表现为胰腺实质分离，最常见于胰颈。

（4）其他间接征象：胰周或胰腺内血肿、周边积液/血肿、胰周脂肪条束征、肾前筋膜增厚，以及较后期出现的创伤性胰腺炎、假性囊肿、脓肿和瘘管形成等。

（5）根据胰腺裂伤的程度进行推断，CT 分级如下：

A 级，浅表（＜50% 腺体厚度）裂伤或轻度胰腺炎。

B 级，深部（≥50% 腺体厚度）或完全撕裂胰尾。

C 级，胰头深裂或完全撕裂。

2. MRI 表现 MRCP 可显示胰体水肿、主胰管中断、T_2 高信号胰腺裂伤及周边积液等，对于疑似胰腺创伤患者有检查价值。由于扫描时间长、患者整体耐受性和配合较差的原因，常规增强 MRI 较少应用于胰腺创伤的整体评估。

【鉴别诊断】

胰腺创伤在外伤史明确的情况下一般不难诊断，少数情况下需与胰腺隐裂鉴别，后者缺乏裂伤周围血肿、脂肪条束征等急性损伤改变，且多期增强脂肪背景下可清晰显示穿支血管。

【重点提醒】

胰腺创伤后结局最重要的决定因素是明确诊断的时间和主胰管

的完整性。影像学检查对胰腺创伤的早期准确诊断至关重要，尤其是早期识别主胰管损伤，对延迟并发症如脓肿、假性囊肿和瘘管的发生也能及早判断，对于临床治疗及预后至关重要。

【知识拓展】

（1）伤后24h内胰腺创伤的CT表现可能不明显，在有临床指征的情况下短期随访非常重要，对于外伤或病史不明确者可行CT增强扫描，有助于明确胰腺创伤及其延迟并发症。

（2）胰管损伤的延迟诊断会增加并发症的发生风险甚至增加死亡率，建议任何CT扫描疑似胰腺创伤的患者均应进一步评估主胰管。

（3）胰腺外伤相关的血管损伤即对比剂血管活动性外渗，对于患者的管理和预后预测至关重要。

第二节　肠　梗　阻

【典型病例】

病例一　患者，女，46岁，腹痛、腹胀、停止排气伴呕吐1天（图8-7）。

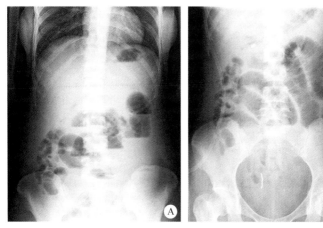

图 8-7　单纯性小肠梗阻

A. 立位腹部平片，腹部多发小肠肠管扩张，多发气液平面，呈阶梯状排列；B. 卧位腹部平片，可见小肠黏膜皱襞影，呈弹簧状

病例二 患者，男，58岁，腹痛、腹胀3天，加重伴停止排气半天（图8-8）。

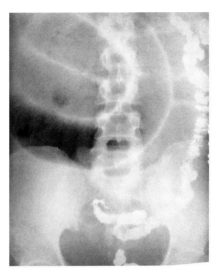

图 8-8 绞窄性小肠梗阻

卧位腹部平片，显示扩张、充气的闭袢肠管，呈"U"形，类似咖啡豆，即"咖啡豆征"

病例三 患者，男，84岁，糖尿病酮症酸中毒伴感染1周（图8-9）。

病例四 患者，女，74岁，腹胀伴不排便排气3天（图8-10）。

病例五 患者，男，81岁，进行性腹胀，停止排气3天，1天前呕吐（图8-11）。

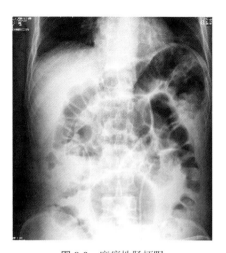

图 8-9 麻痹性肠梗阻

立位腹平片，显示小肠及结肠肠管中等程度扩张、积气，可见少量积液及气液平面，结肠、小肠扩张程度接近，可见双侧 D-J 管

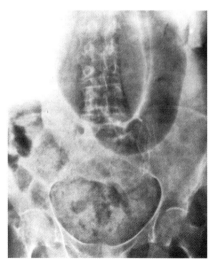

图 8-10 乙状结肠扭转

卧位腹平片，乙状结肠极度扩张呈马蹄状，扩张肠管向右下方聚拢

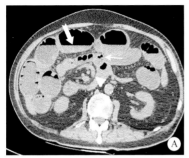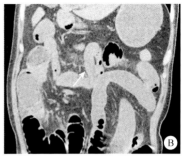

图 8-11 单纯性小肠梗阻

内疝、肠扭转致小肠梗阻，A. 小肠肠腔内积气积液，可见气液平（燕尾箭），肠壁未见增厚，肠系膜及肠系膜血管扭转（白箭头），疝囊、小肠肠管扭转（白长箭）；B. 冠状位示内疝疝囊（白长箭）

病例六 患者，女，71 岁，主因低钠血症入院（**图 8-12**）。

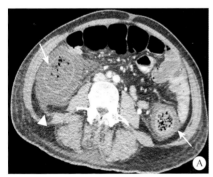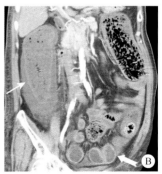

图 8-12 绞窄性小肠梗阻

A. 轴位增强扫描门静脉期显示结肠肠壁强化减弱、肠壁水肿伴渗出（白长箭），呈"同心圆样"改变，局部系膜血管结构模糊，肠间隙少量积液（白箭头）；B. 冠状位显示升结肠肠壁强化减弱、肠壁水肿伴渗出（白长箭），部分肠壁增厚（燕尾箭）

病例七　患者，男，53 岁，3 天前肉眼血尿，代谢性酸中毒就诊（图 8-13）。

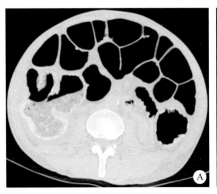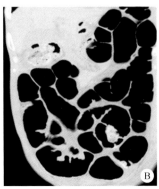

图 8-13　麻痹性肠梗阻

A、B.轴位及冠状位 CT 显示小肠及结肠普遍中等程度扩张、积气，少量积液

病例八　患者，男，53 岁，半月前腹痛、腹胀、排便减少、排便不尽，确诊直肠癌（图 8-14）。

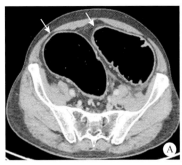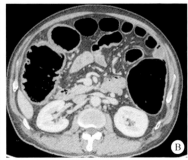

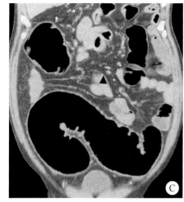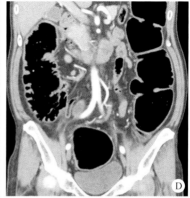

图 8-14 结肠梗阻

A、B. 轴位 CT，直肠癌继发（未显示）结肠扩张、积气（白长箭）；C、D. 冠状位
CT，示结肠扩张、积气

【临床概述】

1. 肠梗阻 指肠内容物不能运行通过而引起的疾病。

2. 分类 肠梗阻分为机械性、动力性和血运性三类。

（1）机械性肠梗阻：分为单纯性肠梗阻和绞窄性肠梗阻。单纯
性肠梗阻只有肠管通过障碍，无血液循环障碍；绞窄性肠梗阻同时
有肠道通过障碍和血液循环障碍。

（2）动力性肠梗阻：分为麻痹性肠梗阻和痉挛性肠梗阻，肠管
本身无器质性病变。

（3）血运性肠梗阻：见于肠系膜血栓形成或栓塞，有血液循环
障碍和肠肌运动功能失调。

【检查方法】

1. 透视 可动态观察胃肠蠕动，初步筛选是否存在肠管扩张、
积液、积气等肠梗阻表现。但是，因其分辨率低、射线剂量大及无

图像资料保存等缺点，目前已基本被腹部 X 线平片取代。

2. X 线平片　该检查相对简便易行，目前仍是肠梗阻的首选检查方法。

（1）常用的摄影位置有仰卧前后位、仰卧水平侧位、侧卧水平正位、站立正侧位和倒立正侧位。

（2）仰卧前后位和站立正位（立位腹部平片）是基本检查体位。无法站立的危重患者可采用侧卧水平正位或仰卧水平侧位。仰卧前后位时，肠管分布接近自然状态，有利于显示扩张肠管的位置，但难以显示肠内气液平面。站立正位可显示肠内气液平面，估计扩大肠曲的气体、液体量及肠曲活动度。

（3）小肠肠腔直径＞ 3cm、结肠肠腔直径＞ 5cm 即为扩张。扩张的肠腔内可见气体及气液平面。可通过肠黏膜皱襞的形态区分小肠和结肠。

3. 造影检查

（1）临床或腹部 X 线平片怀疑肠套叠、肠梗阻时，可行结肠钡剂或空气灌肠检查，从而对肠梗阻的部位和性质进行诊断。

（2）对于需行造影检查而不能除外肠梗阻的情况，慎用钡剂，尽量选用碘剂。

4. CT 检查

（1）CT 检查具有高的密度分辨率，对肠梗阻诊断有重要价值。

（2）CT 较腹平片可以更清晰地显示肠管的扩张，扩张肠管的位置，以及胃、肠壁的厚度。

（3）增强 CT 可更好地观察肠壁缺血、水肿等肠壁血运循环状况及肠系膜血管有无血栓形成。多排螺旋 CT 可进行三维重建，多方位、多角度地立体观察病变。

5. MRI 检查　检查时间长、价格高昂，对肠管扩张、积气及气液平显示差，不适用于急腹症。

【影像表现】

1. 单纯性小肠梗阻（**图 8-7**、**图 8-11**）

（1）X 线表现：在梗阻发生的数小时后，梗阻近端肠管扩张、积气。在立位腹平片上可见多发阶梯状气液平面，呈弓形或倒置的"U"形。梗阻的位置越靠近小肠末端，扩张的肠曲越多，积气、积液越明显。梗阻近端小肠肠管黏膜皱襞显示为横贯肠腔的线条状或弧形阴影，排列密集，呈弹簧状或鱼肋骨状，借此可与结肠扩张区分，后者因结肠袋存在，黏膜皱襞不连续。在早期和不完全性肠梗阻时结肠内可见到气体。在小肠完全梗阻后 24～48h，结肠内的气体和粪便排空而看不到气体。

（2）CT 表现：梗阻近端小肠肠管扩张、积气、积液，肠腔内可见多发气液平面，肠壁无增厚。完全性小肠梗阻时梗阻点以下的肠腔无积气和气液平，部分性小肠梗阻时梗阻点以下肠腔内少量积气或积液。

CT 较 X 线平片的优势在于可显示梗阻部分，并可能显示梗阻原因。扩张肠管与远端正常或塌陷肠管之间的移行区域，即"移行带"处就是梗阻部位，此处亦可能显示梗阻原因。肠粘连移行带处肠腔变细，呈鸟嘴状狭窄，管壁无增厚，有时局部可见条带状的粘连带；肿瘤性病变移行带处可见软组织肿块影和肠壁增厚、肠腔不规则狭窄；粪石性肠梗阻可以发现移行带肠腔内的类圆形或椭圆形混杂密度团块的粪石，内散在斑点状不均匀气体样密度影，呈花斑状或蜂窝状结构。

2. 绞窄性肠梗阻（**图 8-8**、**图 8-12**）

（1）X 线表现：除小肠扩张、积液、积气、多发气液平外，可显示如下征象。充气的闭袢肠管呈"U"形，在形态上类似咖啡豆，也称"咖啡豆征"。闭袢肠管内如果充满液体，在腹平片上即表现为软组织密度，类似软组织肿块，这种表现也称为"假肿瘤征"。

（2）CT 表现：肠腔扩张、积液，肠壁增厚；CT 平扫肠壁密度在出血时增高，缺血时减低。增强扫描后肠壁黏膜强化减弱；水肿的肠壁呈分层状改变，横断面显示为"靶征"；肠壁全层不强化提示肠壁坏死，预后不良，可伴发肠系膜的模糊、水肿及腹腔积液等征象。

肠壁发生坏死后，黏膜屏障被破坏，肠道内的气体可以进入肠黏膜下和肌层内。肠壁内积气表现为在肠黏膜或肌层内可见气体积聚。积气、积液扩张的肠袢、肠系膜血管以梗阻部位为中心呈放射状分布，肠管周围及腹腔间隙内有较多的渗出积液，与闭袢肠管内液体共同衬托出淤血水肿的肠壁，是判断绞窄性肠梗阻比较可靠的征象。

肠梗阻患者的肠壁增厚、肠壁内积气提示肠壁缺血及绞窄性肠梗阻形成。另外，门静脉内积气也是肠坏死的重要线索。肠扭转所致绞窄性肠梗阻，可见"旋涡征"改变。

3. 麻痹性肠梗阻（图 8-9、图 8-13）

（1）X 线表现：小肠、结肠均扩张、积气、积液。一般积气较多、积液较少，可见大的液平面。扩张程度多为中等。在透视下观察，肠管蠕动明显减弱乃至消失。麻痹性肠梗阻时小肠和结肠扩张程度均衡，根据这一特点可以与结肠梗阻相鉴别。

（2）CT 表现：全腹肠管，包括小肠、结肠均普遍性扩张积气，多呈中等程度，以结肠扩张为著，肠管未见器质性狭窄，扩张的肠管内气体多、液体少，多次检查肠管形态改变不明显及没有移行带是本病的特征。

此外，尚可见合并的腹膜炎等其他表现。

4. 结肠梗阻（图 8-10、图 8-14） 常见病因是结、直肠肿瘤和乙状结肠扭转。结肠梗阻时由于回盲瓣对反流的限制，类似闭袢性肠梗阻。

（1）X 线表现：结、直肠梗阻端与回盲瓣之间的肠管扩张、积气、积液。小肠肠管早期一般无明显积气、积液和扩张。乙状结肠发生扭转时，呈闭袢状梗阻改变，肠管明显扩张、积气，呈典型的马蹄状，肠管弧形向上，可占据整个腹部，两支下端位于左下腹或右下腹。拟诊结肠梗阻时，可进行钡灌肠检查，确定梗阻的位置和病因。乙状结肠扭转钡灌肠时呈典型的鸟嘴样改变。

（2）CT 表现：乙状结肠明显扩张积气，呈倒"U"形，肠壁变薄，可见气液平面，壁内可见气泡；肠袢最高点较高，有时可达肝脏上缘水平。远端直肠塌陷不含气；梗阻部管腔呈鸟嘴样渐进性狭窄、闭塞，即"鸟嘴征"；可伴乙状结肠系膜水肿及腹腔积液；有时可显示肠系膜血管呈旋涡状排列，为"旋涡征"。三维重建，尤其是冠状位可显示扩张肠曲部位、程度及形态，有助于诊断。

【鉴别诊断】

（1）绞窄性肠梗阻需与肠系膜血管病变引起的缺血性肠病鉴别，后者的直接征象为肠系膜上动、静脉内平扫稍高密度，增强扫描充盈缺损。

（2）腹部手术引起的假性小肠梗阻：小肠扩张至手术区肠管，是小肠术后的一种表现，通常会自发缓解。

（3）假性肠梗阻：由内脏肌肉或神经病变、帕金森病等退行性神经系统疾病或硬皮病等引起，相应病史有助于鉴别诊断。

（4）Ogilvie 综合征：术后脓毒血症引起的急性假性结肠梗阻，累及右半结肠程度大于横结肠。

【重点提醒】

（1）肠梗阻的诊断需要明确：①是否存在梗阻；②梗阻的部位；③梗阻的程度；④梗阻的可能病因；⑤有无闭袢和绞窄。

（2）对于肠梗阻部位及原因的判断，CT 优于 X 线平片，增强CT 在观察肠壁缺血、水肿及判断肠梗阻原因方面具有重要价值。

（3）小肠梗阻多为单纯性肠梗阻，绞窄性肠梗阻发病率虽然较低，但常引起严重临床并发症而导致高死亡率，因此，诊断时一定要判断有无绞窄性肠梗阻。放射状分布或见扩张积液的肠曲呈"U"或"C"形，则考虑为闭袢性肠梗阻；肠壁增厚（扩张肠袢壁厚＞2cm），肠壁强化减弱，局限性肠系膜改变（积液或水肿）则为肠缺血表现，提示绞窄性肠梗阻。

（4）临床怀疑肠梗阻时，慎用造影检查，如必须行此检查，建议使用碘剂而非钡剂检查。

（赵丽琴　王赢煊　张靓雯）

第三节　消化道穿孔

病例一　患者，男，48岁，突发剧烈腹痛2h，既往胃溃疡病史（图8-15）。

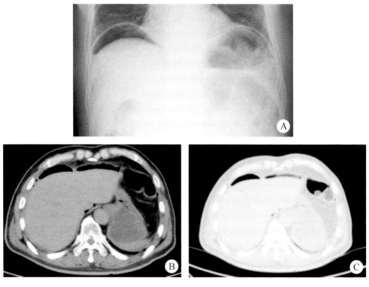

图8-15　消化道穿孔

A.立位腹平片示双侧膈下游离气体；B、C.轴位CT腹窗及肺窗显示肝与膈间、膈与胃间游离气体影

病例二　患者，男，66岁，6天前突发剧烈腹痛，伴恶心干呕（图8-16）。

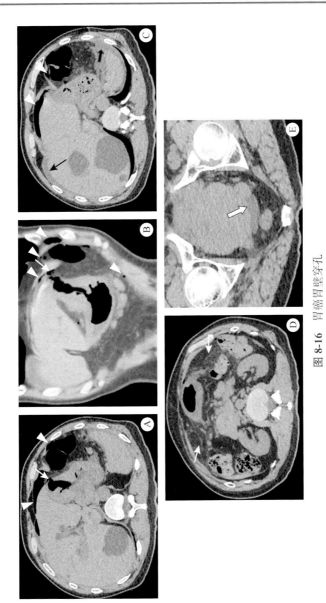

图 8-16 胃癌胃壁穿孔

A、B. 轴位及冠状位平扫 CT 显示胃体胃壁增厚，胃体前壁胃壁连续性中断（白箭），其前缘、肝周、降结肠周围多发游离气体密度（白箭头）；C. 肝周、脾周积液（黑箭），腹腔多发游离气体（黑长箭）；D. 肠系膜脂肪间隙模糊、渗出样改变（白箭头）；E. 盆腔积液（黑框箭）

【临床概述】

（1）消化道穿孔为临床常见的急腹症之一，常继发于溃疡、肿瘤、创伤和憩室；胃十二指肠穿孔为最常见的原因。

（2）临床表现为骤然起病，持续性上腹剧痛，迅速波及全腹，可扪及腹肌紧张，出现全腹压痛、反跳痛等腹膜刺激症状。

【检查方法】

1. 透视　可动态观察膈肌运动，初步观察是否存在明显气腹的胃肠道穿孔等表现，但因其分辨率低、射线剂量大及无图像资料保存等缺点，目前已基本被腹部 X 线平片取代。

2. X 线平片　该检查相对简便易行，是消化道穿孔的首选方法。

（1）常用的摄影位置有仰卧前后位、仰卧水平侧位、侧卧水平正位、站立正侧位和倒立正侧位。

（2）站立正位（立位腹平片）是常用的检查体位。无法站立的危重患者可采用左侧卧位腹平片，穿孔后气体积聚于肝脏与右侧腹壁之间，该体位便于显示腹腔内气体。无法采用侧卧位时，可采用仰卧前后位，但该体位难以显示少量气腹。

3. 造影检查　怀疑消化道穿孔时，尽量不采用造影检查，如必须行造影检查，建议采用碘剂。

4. CT 检查

（1）CT 检查密度分辨率高，对消化道穿孔的诊断有重要价值。

（2）CT 可以显示 X 线平片所不能显示的少量游离腹腔积气及包裹性腹腔积气，并能清晰显示积气的位置，更好地区分肠道内、外气体。

（3）CT 有助于明确穿孔的原因，多平面重建有助于消化道穿孔原因的诊断。

5. MRI 检查　检查时间长、价格高昂，气体显示差，不适用于急腹症。

【影像表现】

1.X 线表现

（1）常规采用立位腹平片，可见腹腔内游离气体，即气腹，表现为单侧或双侧膈下的新月状气体影（图 8-15）。

（2）患者如不能站位，则可采用侧卧位水平投照。一般采用左侧卧位，可见肝右叶与侧腹壁之间气体积聚。

（3）患者病情危重，只能采用仰卧位腹平片时，若气体量较多，由于肠管内外气体共同衬托，可见肠管外壁显影，也可见肝镰状韧带和脏器外缘显影。

（4）X 线检查未见气腹不能完全排除胃肠道穿孔。需考虑到以下几种情况：胃肠道穿孔小、气体量少于 50ml；胃后壁穿孔，胃内气体局限于小网膜囊内；小肠、阑尾穿孔，正常时气体量少，穿孔后很少有气腹；十二指肠降部穿孔，气体进入腹膜后，腹腔内无游离气体；腹膜间位或腹膜后空腔器官向腹膜后间隙穿孔，气体进入肾旁前间隙或腹膜后其他间隙，腹腔内无游离气体。

2.CT 表现（图 8-15、图 8-16）

（1）CT 可显示少量腹腔游离气体，表现为肝与膈之间、膈与胃之间及其他腹腔间隙内的气体密度影。除外肠道内气体后，即可确定为腹腔内游离气体，为胃肠道穿孔的定性诊断依据。

（2）近似观察肺部的窗宽、窗位有助于腹腔内游离气体的显示，结合腹窗，可分辨腹腔气体位于肠道内、外。

（3）腹腔积液、腹膜炎表现：CT 可显示腹腔积液的部位及积液量，积液量较少时亦能清晰显示。横结肠系膜上方的少量积液位于肝后下间隙，即肝右叶后方与右肾之间，表现为围绕肝右叶后内缘的水样密度；横结肠系膜下方的积液，早期位于直肠膀胱陷凹或女性直肠子宫陷凹内；小网膜囊积液位于胃体后壁与胰腺前方之间的小网膜囊内。腹膜炎表现为腹膜增厚、肠系膜间隙模糊。

（4）胃肠道溃疡所致穿孔，可见穿孔局部管壁不规则，边界不清，周围脂肪间隙模糊，可见小气泡影。胃肠壁连续性中断，肠内容物或对比剂外溢为最直接征象。

（5）憩室炎、胃肠道肿瘤所致胃肠道穿孔，可见原发病的CT表现，结合临床病史有助于诊断。

（6）创伤所致胃肠道穿孔，病史及其他创伤后改变有助于诊断。

【鉴别诊断】

1. 间位结肠 位于肝脏和膈肌之间，X线腹平片有时不易与膈下游离气体鉴别。间位结肠可见到结肠袋，气体内可见分隔。膈下游离气体一般呈新月形，无分隔。CT有助于二者的鉴别诊断（图8-17）。

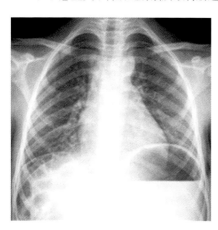

图 8-17　间位结肠
右上腹膈下投影区可见气体影，内见多发分隔，为结肠带

2. 其他原因引起的气腹 其他可引起气腹的原因包括腹、盆腔术后，人工气腹，阴道冲洗，输卵管造影，剧烈呕吐，腹腔产气杆菌感染等。

【重点提醒】

（1）影像表现为腹腔内游离气体，有消化道穿孔病史或典型临床表现，即可确诊为消化道穿孔。

（2）发现腹腔内游离气体，须排除非胃肠道穿孔所致气腹，病史及引起穿孔原发病的影像表现有助于鉴别诊断。

（3）X线未见气体不能排除胃肠道穿孔：部分胃肠道穿孔小、气体量少于50ml；胃后壁穿孔，胃内气体局限于小网膜囊内；小肠、阑尾穿孔，正常时气体量少，穿孔后很少有气腹；十二指肠降部等腹膜间位或腹膜后空腔器官向腹膜后间隙穿孔，气体进入腹膜后间隙，腹腔内无游离气体。

（4）CT诊断胃肠道穿孔较X线平片具有优势，可显示后者不能显示的少量气体及包裹性气体，并判断胃肠道穿孔的部位及原因。

（赵丽琴 张靓雯）

第四节 急性肠系膜缺血性病变

【典型病例】

病例一 患者，男，64岁，腹部胀痛2天，加重伴呕吐1天（**图8-18**）。

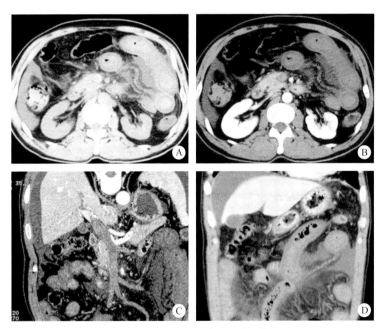

图 8-18 肠系膜上静脉血栓致肠缺血

A.轴位平扫CT，肠系膜上静脉增粗，腔内密度增高，小肠壁增厚水肿；B.增强扫描门静脉期，肠系膜上静脉充盈缺损；C.斜冠状面重建，肠系膜上静脉及门静脉血栓形成；D.冠状面，小肠壁水肿，肠系膜血管增粗水肿，呈"缆绳征"

病例二　患者，男，63 岁，患高血压 10 年，入急诊前半小时突发上腹部剧烈绞痛（图 8-19）。

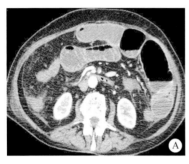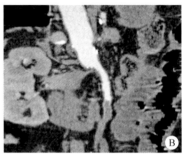

图 8-19　肠系膜上动脉栓塞

A. CT 增强动脉期横断面图像示肠系膜上动脉腔内充盈缺损；B. CTA 重建图像示肠系膜上动脉中远段腔内无强化、呈低密度

【临床概述】

（1）急性肠系膜缺血性病变主要包括肠系膜上动脉栓塞、肠系膜上动脉血栓形成和肠系膜上静脉血栓形成。

（2）临床表现为血运性肠梗阻，肠壁缺血缺氧，产生充血、水肿、出血、坏死及肠壁穿孔。

（3）除肠系膜动静脉栓塞外，常合并脾动静脉、肾动静脉等栓塞。

【影像表现】

CT 表现

（1）直接征象：肠系膜血管栓塞。

1）平扫时肠系膜上动脉密度增高，增强后肠系膜上动脉不强化或部分充盈缺损。

2）平扫肠系膜上静脉增粗，密度增高或减低，边缘模糊，远侧较细；增强后肠系膜上静脉内可见充盈缺损，密度明显低于腹主动脉和下腔静脉。

（2）间接征象

1）肠壁增厚，是肠缺血最常见的 CT 征象，最典型的是环形增厚。

2）肠壁变薄、肠管扩张：肠壁变薄提示预后不良。

3）肠系膜血管"缆绳征"、肠系膜积液和腹腔积液：肠系膜血管充血水肿表现为扇形缆绳状增粗，边缘毛糙，称为"缆绳征"。

4）肠壁气肿，肠系膜静脉内、门静脉内积气，腹腔游离气体：肠壁及门静脉内同时积气提示不可逆损伤和肠壁全层坏死，而单独肠壁内积气多为肠壁部分缺血。

5）肠壁强化变化：典型表现为强化减弱、不强化或延迟强化，广泛或局部肠壁无强化是肠缺血一个较为特异的征象。

【重点提醒】

CT 增强检查，特别是 CTA 检查，可直接显示肠系膜上动脉或静脉主干及较大分支内血栓或闭塞，为本病的诊断提供可靠依据。

（汪禾青）